オックスフォード大学 医学博士
新見正則 著

しあわせの見つけ方

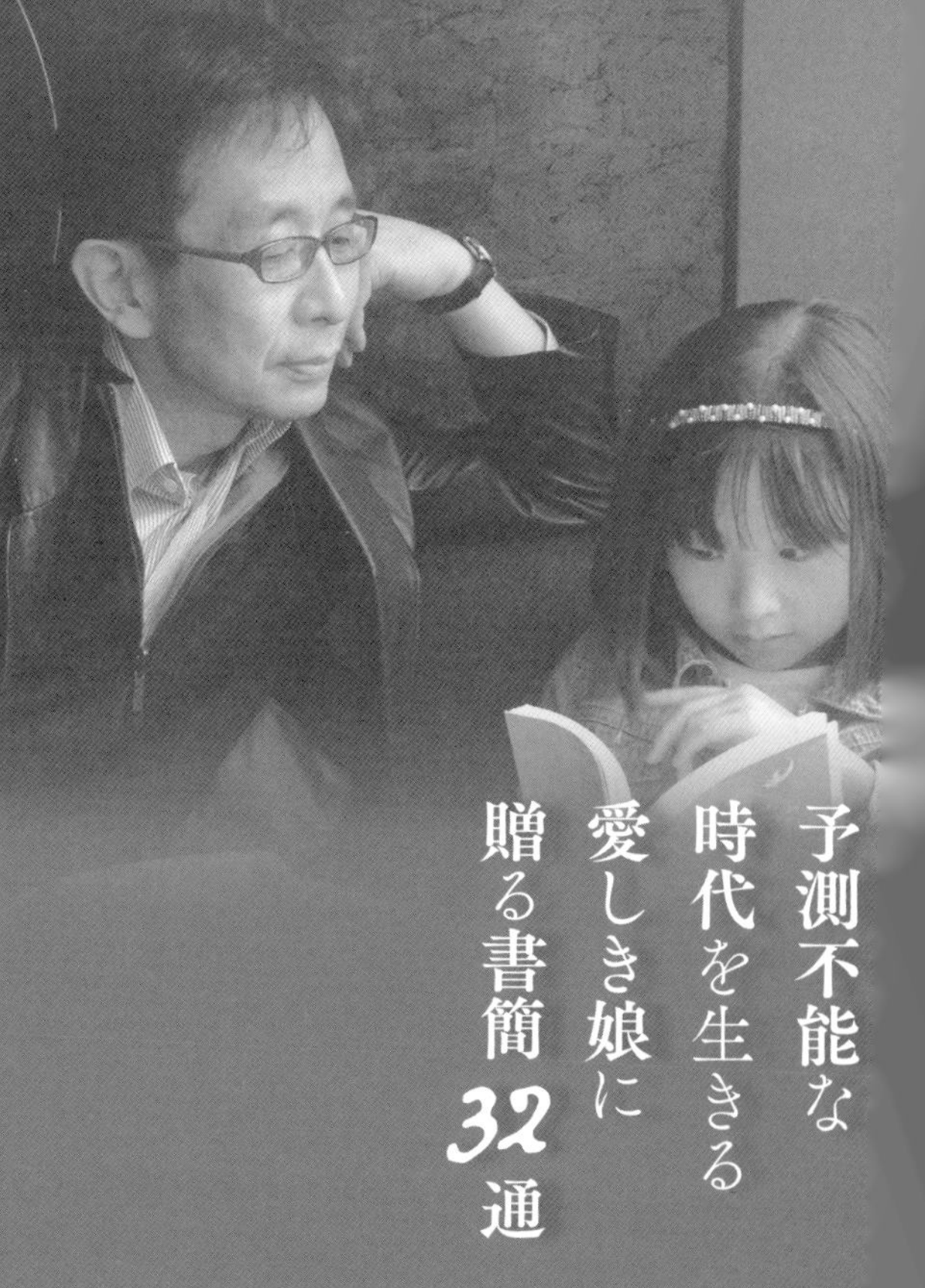

予測不能な時代を生きる愛しき娘に贈る書簡32通

株式会社 新興医学出版社

How to Find Happiness:

32 letters to my beautiful daughter living in unpredictable times

Masanori Niimi, MD, DPhil, FACS

SHINKOH IGAKU SHUPPAN CO. LTD., TOKYO.
Printed & bound in Japan

目次

はじめに……8
第1通　はじめに伝えておきたいこと
ひとり娘のあなたに……10

僕たち家族のこと

第2通　人生は理不尽で、不平等なもの……18
第3通　おばーちゃん考案のセーフティネット
お寺の支え……23
第4通　生きてきた力の源は両親への抵抗
です……29
第5通　パパが医者になってから……35
第6通　人間みんな、いつか死ぬ。死が怖い
なら、死について語ろう。……39

教えておきたいこと

第7通　不運な目にあったら、むしろ幸運……48
第8通　Serendipity　素敵な偶然に出会ったり、予想外のものを発見すること……52
第9通　運命の出会いより、偶然の出会いの方がずっと価値がある……58
第10通　あえてちょっと踏み外す、その方が人生はおもしろい……63
第11通　ちょっと人に迷惑をかけながら生きよう……69
第12通　愛国心ってなんだろう？……74
第13通　どんなときも、自分のなかに両極端な考えを持とう……79
第14通　激動の世界情勢と戦争……84
第15通　考え方を変えよう！　ある意味、口には入るものは全部毒。運動は体に悪い。……89
第16通　レジリエンス「危ない！」と思う困難からは逃げていい。そうでないなら、立ち向かおう。……94
第17通　トライアスロンへの挑戦……99
第18通　殺してやりたい！　そう思ったときは？……104
第19通　大谷翔平　パパの大好きな人だよ……110
第20通　ちょっとビジネスのお話　顧客提供価値×持続的競争優位性……115
第21通　パパの次の挑戦　世界初の抗がんエ

ビデンスを得たファイア……117

娘へのエール

第22通　ひとり娘誕生……124
第23通　「なんで」で始めると、戦闘モードになる……127
第24通　個人として尊重されるとは？……132
第25通　目指すはWin-Win……137
第26通　有形資産と無形資産……141
第27通　あなたなりの幸せとは？……145
第28通　ものの学び方　ほぼほぼ同じ結果なら簡単な方がいい……150
第29通　スピーチ力や発信力は「素の自分」を鍛えた成果……155
第30通　拙速を尊ぶ……159
第31通　あまりきれいにするな。そこそこでいい。几帳面すぎはダメ。……164
第32通　最後に、18歳　冒険の旅に出るあなたに……166

JCOPY 88002-897

娘からの手紙……170
あとがき　読者のかたがたへ……172

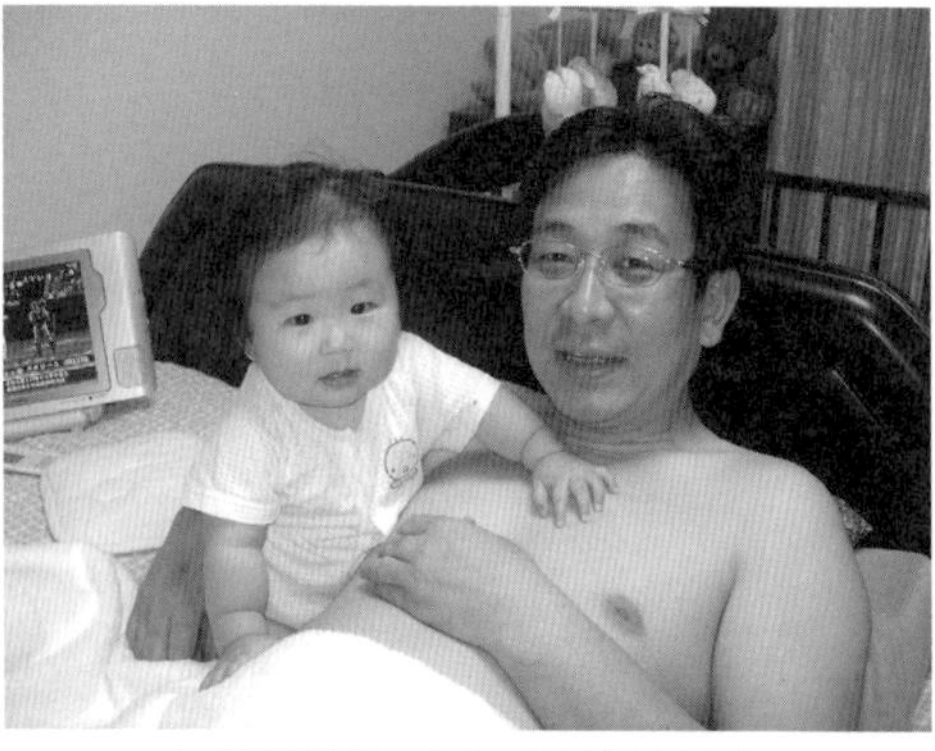

東京都板橋区の自宅（2004年8月7日）

はじめに

この「はじめに」は初校のあとに書き加えた最後の原稿です。

本書は、18歳・成人を迎える娘に宛てた書簡として書き下ろしたものです。娘のことを思って精一杯書き下ろしたメッセージですが、実は娘を育て上げた自分自身に宛てたメッセージにもなっています。予測不能な時代となった今を生きる智慧を、本書の隅々に記載しています。すべての年齢層の方に読んで頂きたい一冊になりました。

僕は決して裕福ではない家庭に生まれ育ち、家柄も誇れるものはなく、そしていろいろな不運と不幸が重なり、他人がみれば幸せな生い立ちではありませんでした。しかし、不思議なことにそれほど自分が不幸だと思ったことはありません。そして60年以上を生きてきて、周囲からは成功者と思われています。実際に自分も人生の充実感で一杯です。

諸般の事情（後述）から、高校2年生の冬から医師を目指しました。社会人第1歩は外科医として始まり、30代でオックスフォード大学の免疫学博士課程に挑戦して免疫学者となり、40代以降は漢方医としても活躍しています。大学教員時代は外科学、移植免疫学、そして東洋医学の3分野の博士課程の指導教授をしていました。そのほかにもいろいろなことにその場の直感で興味をもって取り組んできました。そんな自分が歩んだ人生を、歩みながら考えた生き方を、そして今顧みてはじめてわかる成功のヒントと「しあわせ」になる智慧を、したためたのです。

国連の常任理事国が隣国に武力侵略を始めるとは多くの専門家はまったく予想していませんでした。感染症が世界の脅威であるとの指摘は以前からありましたが、新型コロナウイルスのような致死率はたいしたことがないのに、しかし強力な感染力を有する感染症が世界経済に深刻な事態を与えると考えていた人は稀でした。大地震による大津波で冷却電力を失い原子力発電所の原子炉がメルトダウンするとは日本政府を含めてほぼほぼ誰も見込めませんでした。しかし、実際にそんなことが現実となりました。多くの専門家でも予測ができない世の中になりました。とはいえ、そんな予測をしていた人も実はいたのでした。

直感、Serendipity、レジリエンス、ご縁、無形資産、逆境、挑戦、偶然、両極端、レアな存在、踏み外す、素の自分……などの文言が登場します。本書を読み終えていただくと、きっとそれらの言葉がみなさんの頭の中で繋がります。そしてそれらが繋がった感覚が、今を、そして明日からの未来を「しあわせ」に生きるためのヒントになると思っています。

たまたま、今日は娘が日帰りで帰省しました。彼女にどんな未来が待っているのでしょうか。僕の書簡が、娘や読者の方々が「しあわせ」を見つけるヒントになることを願っています。

第1通　はじめに伝えておきたいこと　ひとり娘のあなたに

パパが44歳のときにあなたは生まれてきました。帝王切開で生まれて、最初にあなたに会ったのは手術室でした。それから18年、あっという間でした。遅くできたひとり娘ということもあり、本当に愛おしい子です。いま、日本では18歳で成人です。大人としての人生を歩み始めるあなたに、パパの思いをエッセイにすることにしました。

日頃、家族の会話のなかに登場する話題が多いでしょうが、初めて語ることもあります。あなたに伝えておきたいことを書きました。パパの遺言ですよ。これから生きていく参考にしてください。

パパは1959（昭和34）年に生まれました。当時、日本は終戦から14年を経過して、敗戦から立ち直り、高度成長期を迎えていました。国として、社会として、どんどん元気になっている時代でした。

そんな時代にパパは、あなたのおばーちゃんとおじーちゃんの子供として生まれました。おじーちゃんはあなたが物心つく前に他界しました。おばーちゃんとは一緒によく遊んでいましたね。そのおばーちゃんもあなたが10歳になったときに天国に逝きました。

あなたが生まれて、初めてわが家にきたとき、おじーちゃんがあなたを抱っこして写真を撮りました。その写真は今もおばーちゃんの仏壇の前にありますね。おばーちゃんもおじーちゃんもあなたの誕生を本当に喜んでくれましたよ。

パパを育てた両親であるそのふたりは、パパに対して勉強をしろとか、どの大学に行けとか、どんな職業に就けとか、言ったことがありません。しかし、多くの親は、人生の先輩として、子供のことを思って、いろいろと人生の指導をしています。パパが子供の頃は、良い大学に入って、優良企業に就職すれば、一生安泰という時代だったのです。そして今ほど時代の変化のスピードが速くなかった当時は、親の助言は相当な確率で正しいものでした。

おじーちゃんの職業は発明家でした。会社員ではなかったので、定期的な収入はなく、入ってくるお金は本当に不安定で、パパが小学生の頃には、ひどく貧乏な時期もありました。

当時は、固定電話が自宅に1台という時代でしたが、わが家には電話がなく、向かいの家で使わせて頂いていたほどです。おじーちゃんは仕事の出張などで留守が多く、帰宅予定の変更などがあるときは、向かいの家に電話をかけてきます。すると、向かいの奥さんが「お父さんから電話だよ」と取り次いでくれて、電話をお借りして話すという段取りでした。そんなわが家にもパパが小学校高学年になる頃には電話が入りました。

貧乏の思い出は、ほかにもあります。当時はお米屋さんが各家庭に米を配達して、月末に集金にくるシステムでした。でも、パパの家ではそのお金が用意できないことがときどきありました。そこで、子供のパパが御用聞きの対応に出ます。「両親ともいないので、また来てください」と嘘を言うのです。子供を使ったその場しのぎの対応に、今から思えば、先方も気がついていたと思うのですが、「また、伺いますね」と言って、帰ってくれました。そう、パパは子供の頃、大人相手に嘘をついていたのです。

そして、いよいよ本当にお米が足りないときは、おばーちゃんが近所の人にお米を借りに行っていました。思えばみな「お互い様」で生きていた時代でした。お互い様といっても、こちらがお願いすることばかりが多く、お世話になっていた家々が、パパの実家と付き合ってどんなメリットがあったのかはよくわかりません。でもそんなふうに、みなが一緒に生き抜いていく時代でした。

そんな貧乏な時期がありつつも、おじーちゃんががんばっていたおかげで、お金を踏み倒したことはありません。貯金のない家でしたが、そもそも貯金自体、おじーちゃんもおばーちゃんもあまりよいことと思っていませんでした。むしろ、特許の契約料が入ってお金に余裕ができると、

「お布施」と称してお寺やお世話になった人などに配っていたのです。

御用聞きの集金には、子供であるパパを使って、ちょっとした嘘を言わないと困るほどの台所事情なのに、いくばくかのゆとりができると、その相当額を寄付していたのです。その寄付をしていた先には福岡のお寺や、また、禅の世界の有名なかたがいました。

そんな幼少期でしたが、パパの悩みは吃音でした。からかわれたことも少なからずありました。子供心に、こんな吃音では将来生きていけない。いっそこの世にいない方がいいとまで思ったことがありますよ。

吃音ゆえに音読ができず、国語や英語の成績は悪かったものの、総合的には平均的な出来の小学生でした。塾に行ったこともなく、普通に公立の中学校に通いました。高校生になると、少しお金に余裕ができたのか、おばーちゃんの希望で町田にある私立高等学校に通いました。当時は横浜の三ツ境という駅のそばに住んでいたので、電車通学です。とはいえ、まったく進学校ではありませんでした。好きなバスケットボールを楽しみ、まったく勉強せずに高校生活を謳歌していました。幸いこの頃にはもう、お金に困ることはなかったようです。そこで、長く住んだ三ツ境から転居することに決まりました。転居先はなんと都内の渋谷区、代々木八幡でした。

おじーちゃんの仕事が都内に住んだ方が捗ること、高校の友人が多く住む都内にパパも憧れがあったことなどが相まっての転居でしたが、おばーちゃんは、家賃が10倍になったと言っていました。それでも、この転居はパパの人生にとっても有意義でした。まったく進学校でない高校でしたが、2年生の冬に突然、医学部を目指したくなったのです。勉強を始めるとなると、大手進学塾へ通いやすいという点で、渋谷在住はとても便利でした。当時は衛星授業などもなく、校舎に足を運ばないと、自分が希望する授業を受けられなかったのです。そして、そんな地の利にも恵まれて、英語・数学・理科の3科目受験で、私立の医学部に現役合格できました。

入学金は当時としても相当高額でしたが、おじーちゃんが用意してくれました。でもその高額な入学金を支払った後に、**なんとなく違うと直感で感じて、辞退しました**。大学の理事長室にお話にいって、その先生から「頑張りなさい」と言われて、わずかな初期納付金以外は返金してもらいました。

その後、国立医学部受験のために国語や社会を学び、そして結局は2年間浪人して複数校に合格しました。伝統ある国立大学にも合格できましたが、「できれば東京にいてもらいたい」というおばーちゃんの希望に沿って慶應義塾大学を選びました。

その後のパパは、外科医を志しました。さらに10年後にはサイエンティストを志してオックスフォード大学に留学し、5年間イギリスで過ごしました。帰国後は大学に勤務しながら様々な医療の領域を勉強して、同時にまったく医療とは関係ない分野にも興味をもち、勉強していました。
そんな頃、あなたが天国からわが家に降ってきたのです。

今、パパはあなたも知っているように、外科医、サイエンティスト、漢方医と、いろいろな立ち位置で好きなことをして生きています。僕の人生があなたの役に立つかは、実はわかりません。

でも、きっとなにか役に立つこともあると信じています。

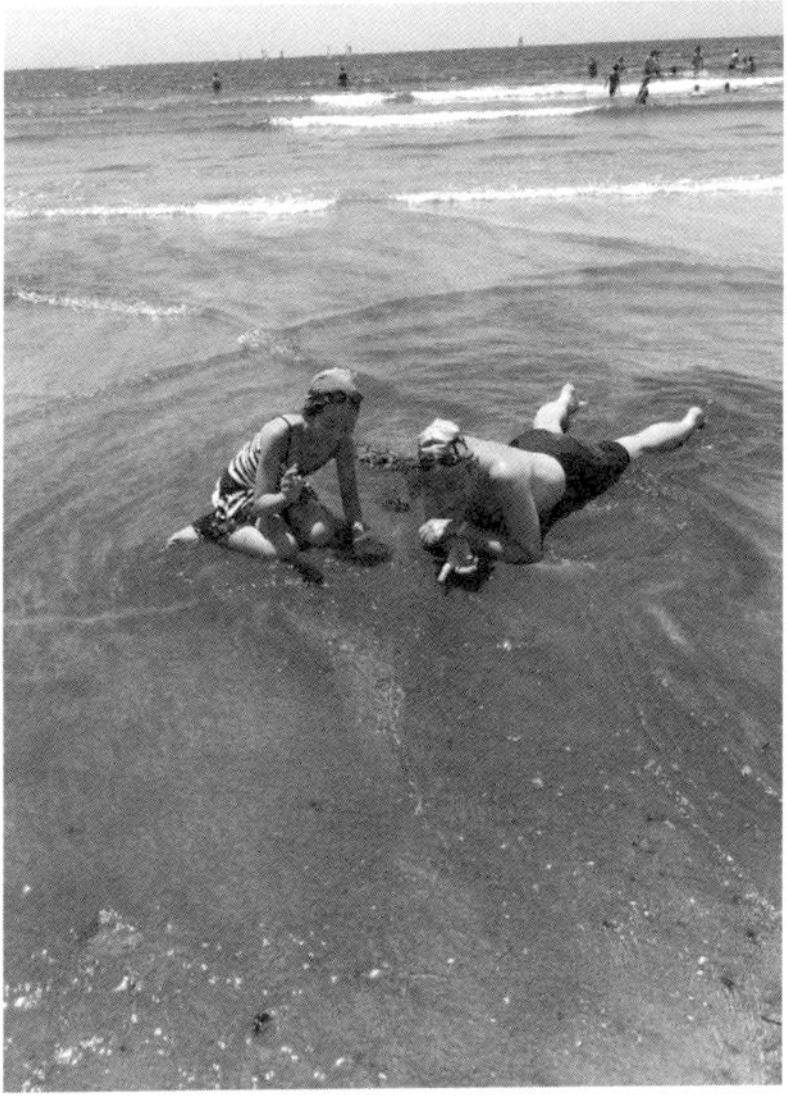

鎌倉　材木座海岸（2015年7月25日）

僕たち家族のこと

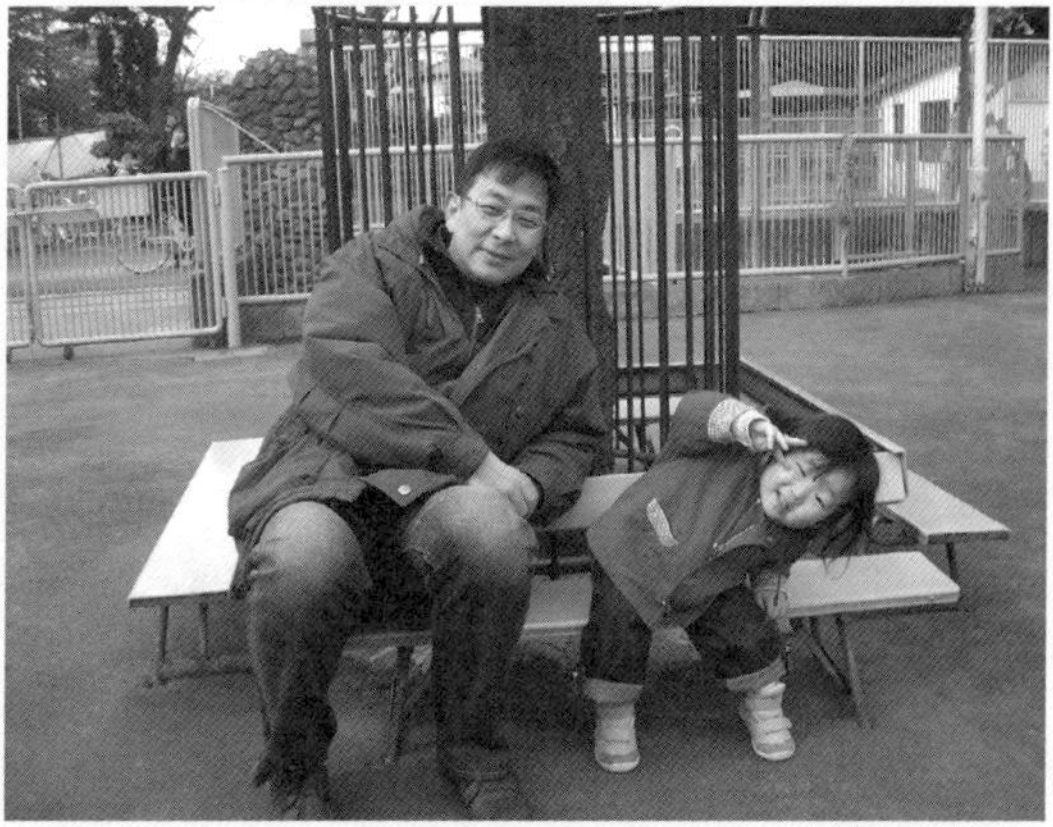

板橋こども動物園（2006年2月12日）

第2通　人生は理不尽で、不平等なもの

パパの幼少期には貧乏な時期もあったけれど、それを不幸だと思ったことは不思議にありません。むしろ、「貧乏なあの時期が楽しかった」とあなたのおばーちゃんもよくそう言っていました。御用聞きのお兄さんに「両親は不在です」とあからさまな嘘を言って、支払を猶予してもらったことも今から思うと楽しい思い出です。小学校の給食費を集金袋に入れて担任の先生に渡す集金日にお金がないときはちょっと面倒でした。

「かーちゃん、明日、給食代もっていくからお金頂戴よ」

「今日はお金ないから、忘れたことにしなさい」

「わかった！」

ところが、それが数日続くと担任の先生も本気で叱責します。

パパは忘れてはいないのです。自宅に現金がないだけで、致し方なく嘘を言っています。

当時の担任の先生もそんな事情はわかっていたと思います。当時は家庭訪問というのがあって、担任の先生が自宅に来てくれました。質素な自宅を見れば、わが家の窮状は察しがついたでしょう。そんなときも理不尽だとか不平等だとか思ったことはありません。

パパが一番不幸を感じていたのは、自分の吃音です。パパの吃音は不思議です。吃音にもいろいろな種類があります。パパが医師になって患者さんを診るようになって、わかったことです。吃音の人は、次の言葉がでないので、その言葉を発音するために精一杯、話せる単語を連発して、どこかで話し始めることができるタイミングをうかがっているのです。「えーと」でつなぐことも多々あります。そんな流暢性の欠如以上に困ったことは、書いてある字を読めないことです。文字を音読することができなかったのです。

ある日、中学校の国語の授業で『平家物語』の音読がありました。教科書を見ながら音読をするのです。なんとそれができません。字を見ると言葉にならなくなるのです。ところが、暗唱はできます。ですから、音読範囲をすべて記憶して、教科書を見ている振りをして眼を閉じて、暗唱してその試験を逃げ切りました。自分の頭のなかが不思議なのです。

また、電話での会話もまったくできませんでした。とくに電話での話し始めが言葉にならないのです。すると「えーと」を連発して、次の言葉を発生しやすいタイミングを探すのです。そんな面倒なことを必死に考えながら電話をすると、自然と電話を嫌うようになります。嫌うと、滅多に電話をする機会がなくなり、稀に必要に迫られて電話を使うと、ますます言葉が出なくなります。受話器の向こうの相手方は呆れているだろうなと想像すると、またまた言葉が出なくなります。

定型句が言えないのです。話し始めて、言葉が出るようになると、自分が発声しにくい言葉を避けて、話すようになります。そんなふうに自由自在に言葉を選べると心が楽になります。ところが、文字を読んだり、このように話しなさいというマニュアルに沿って会話することが超苦手です。司会もできませんでした。他人は順番通りにただ台本を読めばよいのだから簡単だよねと言いますが、台本通りに読むことが苦手なのです。

多感な時期、吃音には本当に苦しめられました。人に吃音を悟られることが嫌だったのです。今から思えば、相手は一瞬で「この人はちょっと普通ではない」と認識できるはずですが、僕はできる限り普通の人を演じたいと必死でした。

言葉が出始めると会話になるので、友人との会話はさほど苦労はしませんでした。でも、どもらないようにと緊張すると、どもる頻度は格段に上昇します。そして不思議なことに、歌は歌えました。旋律に文章を乗せるとどんな言葉も発声できます。本当に不思議で、医師として40年近い経験を経ても、今でもその原因はまったくわかりません。

大学卒業間近のあるとき、治すことを諦めました。すると吃音は徐々に減っていきました。**隠そう、隠そう、と思うと、ますます緊張が増し、どもります。吃音を広言して生きていこうと腹**

を括ったら、どもってはいけないという緊張感による吃音の悪化はなくなりました。吃音は自分の個性だから致し方ない。一生、吃音と一緒に共存していこうと決心できたのです。

そんな決心で、人に吃音がばれることを恐れる必要がなくなって、なんと、吃音が消えていきました。そして、学会での発表もできるようになりました。でも最初は、しゃべりやすいようにキーワードを原稿やスライドに並べておいて、自分が話しやすい言葉を選んで自由に講演するようにしました。つまり、そのときでさえ、原稿の文章をそのまま読むことにはちょっと抵抗があったのです。

そして、なんとテレビやラジオにも出るようになりました。生放送もたくさん経験しました。特段問題なく、話すことができました。生放送も自由に言葉を選んで話すことはまったく問題ありません。メインキャスターからお題を急に振られても、適切に返答できます。

緊張したのは、生放送といいながら、すべてカンペ（収録カメラの横に出される紙）を読めと言われたことでした。カンペを参考に話すのはなんでもないのですが、そのときは、久しぶりにかつての緊張感が訪れました。でも、幸いにもどもることなく一字一句をそのまま読むことができました。

そんな吃音を今は広言できます。本に書くこともまったく問題ありません。でも小学校の頃は、死んでしまいたいほど嫌だったのです。音読障害があるから、医師となる道を選んだとも言えます。高校時代、法曹関係にも興味を持ちましたが、裁判では書面を音読すると聞いて、さっさと法曹関係の仕事は諦めました。課外活動の放送部なども無縁で、メディア関係の仕事も当然に無理と思いました。首相の演説もすべて原稿をそのまま棒読みする（しないといけない）と聞いて、政治家もあり得ないと思いました。高校生ながら医者なら原稿を読むことはないからOKかなと思って、医学部に興味を持ったようにも思えます。もちろん、それ以外の理由も合わせて、精一杯自分なりに熟慮して決めたつもりです。

最近は発達障害のお子さんも僕のクリニックに来ます。吃音のお子さんも来院します。パパが吃音を広言しているので、吃音の子が生きる方法を親御さんが探して、来院するのです。先日の吃音の子は、パパとほぼ同じでした。久しぶりにまったく同じ症状のお子さんに会いました。

「死にたくなることあるだろう?」「あります」

「吃音だとまわりの人に言って生きると楽になるよ」

「君が吃音だと知って友人がいなくなることはないよ」

「吃音も個性だから、広言して生きなさい」

「緊張感で吃音は増強するでしょ。広言すれば、まずそのバレちゃいけないという緊張感はすぐなくなるよ」

貧乏を不幸と感じたことはありませんが、なんで吃音に生まれたのだろうと自分を恨んだことは数えきれずあります。**人はいろいろな不幸を最初から背負うこともあるし、人生の途中から背負うこともあります。**

人生は理不尽で不平等です。だからこそ人は平等だと唱える必要があるのです。いろいろな人がいると思えることが大切です。自分とは違う人が当然にいると思えることが大事です。今は自分と違うと思っている人に、将来自分もなり得ると思う想像力が必要です。

あなたは、そんなふうにいろいろな立場を自分事とイメージして、寄り添ってあげられる人になってくださいね。

第3通　おばーちゃん考案のセーフティネット　お寺の支え

パパは子供の頃に、家族旅行をしたという記憶はまったくありません。でも年末とかお盆とかに、福岡のお寺に遊びに行っていました。当時はブルートレインという寝台特急があって、それにひとりで乗って行ったのです。そのお金は貧乏ななかでもなんとか工面してくれました。

貯金もなくて、親戚もいなくて、両親が死んだらどうなるのだろうという疑問は、子供心に持っていました。あなたのおじーちゃんは広島の人で、原爆で兄弟はみんな亡くなったそうです。おばーちゃんは尾道の人で、兄弟姉妹はいませんでした。近い親戚は誰もいない環境で、両親がもしものときはどうするのかと子供ながらに思ったのです。するとおばーちゃんの返事は、「寺で面倒見てもらいなさい」でした。

この頃は貧乏な暮らしをしていましたが、ときどきおじーちゃんの特許料の契約金などが入ると、お布施と称して、お金を配っていました。日々の暮らしにもちょっと苦しいときがあるのに、貯金をせずに人にお金を配るという心理状態は、パパがこの年齢になっても十分に理解できません。ただただ、凄いふたりだったなと思うだけです。

福岡のお寺には年に1回は行ったように記憶しています。だいたいパパひとりで、おばーちゃんとはときどき一緒、おじーちゃんと一緒に行くことは滅多にありませんでした。ひとりのときは「今回は十分なお布施がないからひとりで行きなさい」と言われていました。自分たちのお金は日々過ごすだけのものがあれば十分という思いだったのでしょうが、人にはお金でいい顔をしたかったのかなと思っています。

おばーちゃんとおじーちゃんが、お金が入る度にお布施を送っていたのは、自分たちにもしものことがあったら、パパの面倒をお願いしますといった意味合いもあったように思います。おばーちゃんも晩年は認知症を患って、難しい話はあまりできなくなりました。もう少し元気なときにしっかりと聞いておけばよかったと思っています。

頼める先があれば、貯金は不要というふたりの考えは正しいと思っています。パパが貯金をするのはあなたのためだし、生命保険に入っているのもあなたが一人前になるまで困らないようにするためです。貯金や生命保険ではなく、寺にお布施を続けていれば、子供のことは心配ないという作戦はとっても素晴らしいものです。

昔は、どこも大家族で、ひとりぼっちになる心配は少なかったのです。しかし、最近は核家族が多く、近所付き合いも薄くなりました。そんななかで、障害児を抱えている親は相当困っています。

パパは外来で、「あなたの訴えは死ねば治りますよ」なんて冗談を言うこともあるのですが、その答えに真顔で、「実は先生、私、死ねないんです」と言う人が少なからずいます。その理由は障害を持ったお子さんがいるからです。

障害児が産まれる確率は3％といわれています。パパが思っていたよりもリスクは高いので

JCOPY 88002-897

す。あなたを高齢で授かって、ダウン症の遺伝子検査をしますかと病院から質問されましたが、パパもママも即座に「結構です」と答えました。あなたに障害があっても中絶する思いはなく、生んで育てようと思っていたからです。ただ、そのときに、パパとママが死んだ後までのことは考えていませんでした。ともかく子供を授かりたかったのです。

あなたは成人となって、あと少しで自分の力で生きていけるでしょう。もちろん、自分で生きていくことが可能でも、しばらくはパパの世話になっていいですよ。たくさん勉強するためなら、あなたへの投資は惜しみません。ただ、パパがばーちゃんにした問い「両親が死んだらどうすればいいの？」は、あなたにとっても難問です。

パパには兄弟姉妹はいないので、パパの親戚にという作戦はなしです。ママには姉がいるので、そこでお世話になることが無難です。あなたがときどき遊びに行くママの実家のことです。そこで面倒を見てもらいなさい。

人は想像力が相当豊かでも最悪のことは考えたくありません。

面倒を見る人がいないときには社会が助けてあげるべきです。日本の社会保障システムは比較的よくできていると思います。でも障害児を持っている両親の心配を思うと、本当は解決できていないのです。障害もいろいろな程度があります。ひとりで生きられない障害児は実は多いのです。パパの外来にも少なからず障害を持ったお子さんを抱えている人がいて、だんだん高齢化してくると、彼らは親として、障害があるこの子の面倒を体力的にも見られなくなったときはどうなるのだろうという不安を持ちます。

そんな困っている人達の解決策を作り出すのも世のためですね。お金が入れば、お金が回れば、社会貢献を兼ねてそんな事業もしてみたいと思っていますよ。

おばーちゃんの「なにかあったら寺に行け！」という考えは素晴らしいですね。両親になにかあって、そのお寺にお世話になっていたら、今頃パパは面白い坊さんになっていたと思います。なにがあってもポジティヴに考えて行動するパパですからね。

この福岡のお寺ではたくさんの思い出があります。お正月には松葉ガニを頂きました。生まれて初めて食べた松葉ガニで、このお寺で書生として生活していた若いお坊さんの実家からの差し入れでした。こんなに美味しいものが世の中にあるのかと本当に幸せでした。

夜は本堂の裏にある小部屋に寝泊まりしていました。横はお墓で、この小部屋の増築前は、小部屋の下もお墓だったそうです。暗い本堂を抜けて小部屋に戻ると、お化けがいそうで本当に恐かったのです。そんな話を住職にしたら、「死んだ人間は恐くない。お化けも恐くない。生きている人間が一番恐い」と諭されました。それから、気が楽になって、「お化けが出てもいっか！

悪いことはしないのだから」と、眠れるようになりました。

そんなお寺のお陰で、心の支えがあって、無事にパパは成人できて、そしてまず医師の道に進むことができました。お金がいくらあっても心の支えには十分ではないでしょうから、おばーちゃんとおじーちゃんが選んだ、万が一のときに対応するお寺作戦は本当に正解だったと思います。娘が成人するこの年まで生きて、ますますそう思っています。

お世話になった住職夫妻はすでに亡くなり、跡を継いだ養子の娘さんも亡くなり、今は代替わりしています。そのお寺とのご縁は、おばーちゃんが広島にいるときに、陶芸家の先生とのご縁から繋がっていると聞いたことがあります。**おばーちゃんもパパと同じでご縁を大切に生き抜いたのですね。**

障害は生まれながらに持って誕生することもあれば、生まれてから障害を患うこともあります。あなたは現状障害とは無縁でしょうが、将来障害を抱えることもゼロではありません。パパは障害者の人達に将来の自分事と思って対応するようにしています。おばーちゃんが認知症になったのも障害です。パパもママもいずれ障害を抱えて、壊れながらおばーちゃんがいる天国に逝くのだと思っています。**あなたにはなるべく負担をかけずに生き抜き、そしてなるべく負担をかけずに、天国に逝こうと思っています。でも、もしもちょっと迷惑をかけることがあれば、そ**

のときはよろしくお願い申し上げます。

第４通　生きてきた力の源は両親への抵抗です

パパの生きてきた力の源は、ある意味、両親への抵抗です。いろいろな意味で両親とはあまり良い関係ではなかったのです。パパとおじーちゃんの間には親子らしい会話はほとんどなかったね。いわゆる日常的なささいな話を楽しくした記憶がありません。面と向かって、または電話で相談や世間話をした覚えもないのですよ。

では、どんな話をしていたかというと、いつもお金の話だったと記憶しています。おじーちゃんは発明家で、サラリーマンのように毎月給料が入る職業ではありませんでした。土壌浄化や汚水処理の特許を一生懸命取って、それを企業などに売り込み、お金を得ていたようです。「今度の特許でお金を作ってやる」「こんな企画をこの企業に持っていってお金を作ってやる」いつもそんな話で、そしていつもそれが実現できないんです。お金ができないことを反省するわけでもなく、謝るわけでもなく、また新しいお金の話をしている。そんなつまらない食卓でした。家族の団らんは感じない食卓でしたね。そのなかでほんの少しは金銭の工面がついて、毎日の生活の糧を得ていたのでしょう。

だから、パパはあなたの前ではお金の話はしません。仕事の話は、あなたが聞きたければします。あなたとママをしっかり精神的にも金銭的にも支えるのがパパの役目です。それを口先だけでやっている、やっていると言っても無意味でしょう。黙っていても家族のみんなはパパの苦労を知っているはずです。それで良いと思っています。パパの背中を見ていれば、パパの苦労も努力もわかりますよね。

パパは京都で生まれて、その後は、東京、西那須野、沼津などを転々として、そして横浜で暮らしたと思います。おばーちゃんの認知症が進んで、その辺りがはっきりしないんだよね。むかしから、ママが一生懸命になってパパの生い立ちなどを聞くのだけれども、そんな話はほとんどしてくれなかったね。おばーちゃんも認知症になる前は、やっぱり「おじーちゃんがお金を稼いでくれる、でもいろいろな事情で入らないんだ」といった話を、朝から晩までママにしていました。

結局わかっているのは，ちゃんとした幼稚園にはパパは行っていない。沼津での思い出が少しだけあって、大山元帥の別荘のそばのお寺にいたんだと思う。そこに幼稚園があって、その幼稚園にほんの少し、7日ぐらいではないかな、入れてもらったのかな。それが楽しかったのか、そのときの幼稚園の思い出だけなんだか鮮明に覚えているんだよね。就学前はぼんやりとした記憶しかないんだよ。

子供は子供なりに実はしっかりしているんだよね。**パパはあなたをいつもひとりの人間として、人格として扱っています。パパやママは人生の先輩で、いちばんにあなたを守ってあげる人だけれども、人としては同じだよね。自分の分身でもないし、自分の家来でもないよね。**しっかり自分で歩けるように見守って、そして育てる義務は、親だから当然にあるけれど。

昔、よくおじーちゃんとおばーちゃんが、うちを訪ねてくる人達に、ランドセルを買うお金がなかったから、パパの小学校の入学を1年間遅らせようと考えていた、と何故か自慢気に話をしていました。なんでそんな恥ずかしい話が自慢話になるのかいまでも不可解なんだけれど、そんな両親だったね。おじーちゃんもいろいろな抵抗をバネに、一生懸命自分の特許でお金を稼いでいたから、時の権力に対する反発心が強かったみたいだね。役所はおじーちゃんが考えたような汚水処理をなかなか許可しなかったといつも食卓で言っていたよ。つまらない話だったけれども、子供なりに苦労していることは理解できたかな。政府や役所への反発がおじーちゃんの生きる力だったのかな。そうするとパパにとって両親への抵抗感が生きる力であったのと、なんだか似ていますね。

人の立場に立って、その人を気遣って、話をすることは大切だよね。ランドセルのことは親としては誇らしい、他人とは違うと言いたい自己満足の会話かもしれないけれど、それを聞いている子供にはまったく意味のわからないことだよね。そんな話は止めてくれと何回も頼んでも同じことを言っていたよ。子供の意見も聞けずに、自分の我を通すのはダメだね。我を通すのであれば、それだけの理由がいるよね。そして子供にもわかるように説明してほしいよね。

小学校の授業参観におじーちゃんが来たことはないと思う。おばーちゃんはときどき来てたかな。あまり恵まれた家庭ではなかったけれども、おばーちゃんは内職やアルバイトをしたこともなく、定職についたこともなく、ただただおじーちゃんがお金をくれるのを待っていたようだね。そんなおばーちゃんをなんとなくかわいそうにと思ったことはあるよ。ある意味おばーちゃんはおじいちゃんの仕事を誇りにしていたのかな。そんなことも聞きたいけれど、おばーちゃんは上手くぼけてたよね。90歳を越えて、過去の嫌なことはみんな忘れて、あなたとパパとママのことだけが世界のすべてになって95歳で天国に逝ったね。本当に幸せな人生だと思うよ。特に晩年はね。おじーちゃんのことも含めて、嫌なことは全く忘れて、なんとなく良いことしか覚えていない。確かに嫌なことは忘れたいよね。パパにも小学校から中学校の記憶はあんまりないんだよ。

影のある少年時代だったね。

人に過去を尋ねることは実は知らず知らずのうちに他人を傷つけているかもね。歳とか、生まれとか、育ちとか、職業とか、趣味とか、いろいろ一方的に聞く人がいるけれど、そういうときは「あなたの歳は?」「あなたの生まれ育ちは?」「あなたの職業や趣味は?」と反対に聞き返すことにしているんだ。そして向こうが話したら、こちらもすこし話しても良いよね。自分のことは一切ベールに包んで、一方的に尋ねる人にはこう対処するけれども、そもそもそういう無神経な人とはあんまり友達になりたくないよね。

小学校の頃も、実はパパは変わっていて、横浜の田舎から、横浜駅まで出て、東京駅まで行って、乗り換えて神田に行って、そして交通博物館によく通ったんだ。交通博物館は、今は鉄道博物館という名前になって大宮にあるけれど、当時は中央線の神田と御茶ノ水の中間ぐらいにあったんだよ。パパはむかしから鉄道が好きで、ひとりで日曜日に子供料金を払って通ったんだね。なんでそこまで、それもひとりで行ったかはわからない。たぶん、パパも他の友達と自分は違うと思っていたのかな。おじーちゃんがやっていたようなことが、自然とパパにも身についてしまったのかもしれない。

小学校、中学校と友達はいたよ。あの頃は貧乏な子も、普通の子も、ある程度のお金持ちの子も一緒に遊んでいたね。昭和40年代で日本はまだまだ貧しくて、でも活気があったような気がする。

友達が、小さなわが家にも遊びに来たこともあるし、パパが友達の家に遊びに行ったこともあるね。でも比較的大きな家に遊びに行った後に、突然になんだか誘われなくなったこともあったね。親御さんにあの子は誘わない方がいいよとでも言われたのかな。お金がある親としては、貧乏くさいよくわからないお友達との交流はあまり望まなかったんだろうね。親と子供はまったく別の人格と思うけれども、やっぱり多くは親を見れば子供がわかる。子供を見れば親がわかるよね。あなたはこれからいろいろなお友達ができるでしょ。子供には親が良いか悪いかなんてわからないよね。親だって実はそのお友達の親が良いか悪いかわからないし、その子が良いか悪いかもわからない。**だから自分でしっかりと良い友達を見つけていくんだよ**。いま貧乏な子が、パパのように将来は結構立派になるかもしれないし、今、優秀な子が、実は途中で元気がなくなるかもしれない。

第5通　パパが医者になってから

大学時代はほとんど授業にはでませんでした。多くの学生が授業にでない大学だったんですね。全員出席していれば100人はいるはずなのに、臨床系の授業などはいつも10人から20人ぐらい。みんなそれぞれ好きなことをして、青春を満喫していたのです。パパは、医化学教室でいろいろな実験をしていました。朝から晩までどころか夜を徹して実験をした覚えがあります。ある酵素の分離をした記憶は鮮明です。

医学部の学生時代は決して成績優秀ではありませんでしたが、6年間で卒業できました。6年生のときは、夏と冬に北海道釧路の阿寒町立病院（現・市立釧路国民健康保険 阿寒診療所）に、研修と称して遊びに行きました。学生でしたが当時は採血や点滴などをやらせてくれて楽しい研修でした。外科の先生と内科の先生が地域医療のために働いていましたが、なんでもこなせるふたりを見ていて、過疎地での地域医療もいいなと思いました。せっかくなら、格好いい手術ができる外科もいいかなと、そのときに選択肢に入りました。ほかには医化学教室、法医学教室、麻酔科、内科、リハビリ科などが候補でしたが、医化学教室はすぐに食べていくことができなそうなので却下。将来を少しは心配していたんだね。法医学教室は食べていけそうなので、候補に残りました。最終的に迷えば内科にと思っていました。リハビリ科は当時できたばかりの新しい診療科なので楽しいかなと思いました。また麻酔科はすぐにでも稼げそうなので魅力的でした。でも外科を選びました。教室の説明会で、説明に立った先生が妙にかっこよく、その男気に惹かれて選んでしまったのです。**そんな偶然の出会いと運で将来を決めています。一生懸命考えているようで、実はかなり運に左右されていると思います。パパの人生は。**

そもそもパパが血管外科専門になったのは、医師になって4年目のことです。当時の慶應義塾大学は1年目が大学病院、2年目と3年目がそれぞれ1年間の研修病院、そして卒業後4年目から6年目にまた大学病院という研修スタイルでした。そしてこの大学病院に戻る3年目の終わり頃に、専門領域を決めるのです。慶應義塾大学では、一般・消化器外科という医局で、いまでも同じ体制です。一般には乳腺外科と血管外科があります。消化器外科には、当時、食道、胃、大腸、肝・胆・膵グループがありました。出張先の研修病院では大きな手術になると大学病院から経験豊富な先生が応援に来てくれます。そのなかのご縁でパパは食道外科の先生に気に入られ、食道班を希望しました。ところが定員は3人でパパの学年は4人が希望し、なんとくじ運が悪いパパは、1／4のハズレくじを引いて、血管外科が専門になったのです。これも不運ですね。だって、くじで専門を決めていたのですから。

でも、この不運にも腐ることなく、楽しく過ごしたのです。そのお陰で、血管外科医として大学病院で頑張って、ちょっと有名になることができました。研修医のときは、行き先を決めるくじと偶然が重なって、ママと出会うことにもなったんだよ。

さて、医師になって10年目となったある日、オックスフォード大学留学の案内が来ました。学費も滞在費も援助してくれますが、留学後に博士課程の学位（DPhil）を取得することが条件で、取得できないときは全額返済義務が生じます。なにも考えずに応募しました。そして数ヵ月後の入浴中に電話があり、君に決まったと言われました。これに参加するということは慶應と縁を切ることになると言われましたが、深く考えず、なにも考えずに、即座に受諾しました。結婚したばかりのママも了解してくれました。

いつも新しい挑戦を求めずにいられない性分がパパにはあるんだね。英国のオックスフォードでなにをするかもまったくわからない。だって、そんなことをした先輩もいないし、聞く人もいないし、でもともかく大変なことだというのはなんとなくわかっていました。これも勢いで決めました。素晴らしいことには、ママがこの決定に反対しなかったね。東京にも住みたくないと言っていたママが、異国のオックスフォードという街にいくことに拒絶がなかったんだね。ママは本当に素晴らしい人だよ。パパのことを結構わかってくれているんだ。欠点も良いところもね。

そしてとんでもないことが待ち受けているかもしれないのに、パパの意思を尊重してくれて、そして付いてきてくれるんだね。パパの一生でママに感謝することはたくさんあるよ。

オックスフォードは世界のエリートが集まる大学でした。アメリカのエリートもキャリアのさらなる延長のためにこの街に来るんだね。ここでたくさんの友達もできました。世界のエリートは万能なんだね。運動もできる、社交もできる、軍隊に行っている、なんてね。ほんとうにバランスのいい、格好いいエリートをたくさん目の当たりにしました。オックスフォードにとっては、東京大学も大阪大学も京都大学も慶應義塾大学も、他の私立もみんな同じです。だって違いがわからないのだから。それどころか、中国と韓国と日本の違いもあまりわからない人が結構多いのでびっくりしました。極東の国というだけで一括りでした。でも当たり前ですよね。パパたちだって、アラブやアフリカの国の位置関係がよくわかっていないですから。その極東からの留学生と、その家内であるママに、本当に親切に接してくれました。みんなジェントルマンだったね。

パパがオックスフォードに留学していたとき、おばーちゃんは何度もきて、そのたびに長く滞在しました。おじーちゃんは2回だけ訪ねてきました。最後に来たときは、ともかくお金の話をしないなら来ても良いという約束でした。そのときの晩餐では、おじーちゃんはミミズの話を一生懸命してくれて、本当に楽しい一夜になりました。良い思い出です。ママともときどき話すけれども、その晩餐がパパ、ママ、おじーちゃん、おばーちゃんの思い出の最高の一夜です。

5年間、移植免疫の研究をして、充実した英国生活でした。4年で帰国する選択肢もありましたが、もう1年延長しました。ほとんどゼロから始めた移植免疫の研究から、研究者として、人を指導する立場を身につけた5年間でした。オックスフォードの博士課程は、自分のラボを持って、指導者となることが想定されています。ですから組織の一歯車としての役割だけでは不十分で、自分が計画を練って、実行して、そしてまとめるというすべてのことを要求されます。そんなことを期待され、それができないともらえない学位が留学援助の条件だった「Doctor of Philosophy」でした。そんなことも知らないで留学を決心したのだから無謀でしたね。でも、こんなに大変とわかっていれば決心できなかったでしょう。だから、世の中には、知らないからできるということもありますね。

第6通　人間みんな、いつか死ぬ。死が怖いなら、死について語ろう。

パパが死んだら、パパの仏壇に供えるもの、言えるよね。

「もずく酢と菊の花の酢の物だよね」　そうだね。

この、もずく酢と菊の花の酢の物は出されれば食べるけど、パパがあまり好きではないものですね。これは新見家のジョークで、パパをちょっといじるときにあなたが言う言葉だね。死んだあとの話はおばーちゃんが元気なときから、食卓で普通にしてましたね。これは、多くの人は結構嫌がることなのです。

生まれてきた順に天国に帰るのが理想的だよね。あまり早くても困るけれど、順番が前後するのは不幸だと思っています。あなたが生まれてちょっとしてからおじーちゃんが亡くなり、小学校の高学年のときにおばーちゃんが天国に逝きました。次はパパの番だね。そしてママ、次はあなたね。

可愛い愛犬の小雪ちゃんを忘れていました。小雪はパパがオリンピックと同じ距離のトライアスロンを完走した日に、わが家に来たね。ついこの前のよう。11年前ですね。犬の1年は人間の7年に相当すると思っているから、小雪は70歳を越えたくらいですね。そうすると、次は小雪がじーちゃんとばーちゃんのところに逝く番だね。小雪が死んだら火葬にするのもなんか忍びないから、やっぱり剥製にして自宅に置いておこうか？　悩ましいね。

ばーちゃんが天国に逝ったのは朝の7時で、確か火曜日だったね。ばーちゃんは点滴も胃瘻もしていなかったから、死ぬ間際まであなたは一緒に寝ていたね。天国に逝く前の数日間は自宅のリビングで小雪を含めて、みんなで川の字になって寝ていたね。

天国に逝ってから、だんだん冷たくなるけれど、小雪とあなたは一晩、冷たくなったおばーちゃんとお布団で寝ていたね。パパが「死んだ人恐くないの？」と尋ねたら、「なんで死んだ人が恐いの？　おばーちゃんでしょ」と言ったのが、ついこないだのように思えるよ。

人間はいつ死ぬかわからないと同級生とも話をしています。会えるときに会おうと同級生ともよく語るようになりました。医学部時代の同級生も数人は亡くなりました。次は誰の番かわかりません。

この前、パパが突然死んでも困らないように、いろいろなものの場所とか、クレジットカードの暗証番号とか、生命保険とか、年会費をストップするものとか、できる範囲で全部記載したものをあなたに渡したよね。どんなことを思っているかはこの本に書いておくので、また読み直してね。

死ぬのは恐いよね。**でもばーちゃんのところに行くと思うと、パパは妙に恐くないのです**。パパは特別な信仰はないけれども、天国のような場所はあると思っていて、そこからあなたはわが家の子供として授かった気がするのです。そんな天国でばーちゃんと一緒にいるというのがパパの死後のイメージです。

みんな死んだらそこで逢えると思っているのです。

ですから「ちょっとお先に。天国で待ってるね。慌ててこなくていいよ。たくさん人生を満喫してからまた天国で逢いましょう」と思っているのです。

医者としての仕事柄、たくさんの患者さんを看取ってきました。突然に亡くなる人を看取るのは、こちらも辛いですね。人生を生き抜いた人、そして死を迎えるまでにある程度の時間的余裕があった人は、大往生といった感じで送ることができるよね。

パパも長く医者をやって来て、そして漢方を手にしてからは、世の中で「難病」とか「難症」として扱われて困っている患者さんが増えました。

そんな患者さんに「あなたの訴えは死ぬまで治らない。でもいろいろな方法で楽にすることはできますよ」と説明することもあります。

そんなふうに、死の話を診察室で患者さんにすることができるようになったのはパパも年をとって、そして臨床経験も相当に積んだからです。そんな「死ねば治る」といった意味合いのことでも、愛情を込めて言い添えると、決してトラブルにはならないのです。

死はみんな恐いけれども、みんながいつかは死ぬのです。だからこそ死の話はタブーではなくて、むしろわが家の日常で話しているように、普通に話をすることがいいと思っています。パパがオックスフォードから帰国して、生まれて初めて新聞に投書したものも死についてママと話したものです。それが2019年に中学校の道徳の教科書に採用されました。

【家族の場合に迷う臓器提供】

私の臓器提供意思表示カードを妻は秘密の場所に保管している。私が脳死になったときに、臓器提供に同意するかどうか考えるそうだ。私はイギリスで五年間、移植医療の現場を見てきた。移植医療は、多くの不治の病の患者さんに再び日常生活を与え、仕事も、スポーツも、そして出産までも可能とする医療である。しかし、私にも臓器提供を素直に受け入れられないところがある。それは多くの臓器は脳死者から提供されなければならないからだ。最愛の妻が脳死になっても、心臓が止まり体が冷たくなるまで抱擁していたいだろう。ところが、家内が移植医療以外に助からないとなれば、ぜひとも移植医療を受けさせたいと願うであろう。その高い成功率を知っているから。

運命と思い病気を素直に受け入れることもひとつの方法と思うが、「あげたくない、でも、もらいたい」というのが素直なところか。

もし、私が脳死状態となり、私の臓器がどなたかに新しい人生を与える可能性があるならば、家内には秘密の場所から意思表示カードを出して私の臓器提供の意思に同意してほしい。移植に携わった経験から、私は体が温かく心臓は鼓動していても、自分を規定している脳が死んだ状態も死と認めるようになったから。（朝日新聞「声」、1999年5月28日）

この新聞投稿はあなたが生まれる前のものですが、なんとあなたが15歳になったときに、中学の道徳の教科書に採用されました。それも2つの教科書会社から転載したいとお願いされたのです。パパの最初で、いまのところ最後の新聞投稿です。懐かしいですが、この文章を書いたときの気持ちが何年も経ってから蘇って、ちょっと驚いています。

昔から、死のことは自分でも考えていました。あなたのママ、僕の家内とも話していました。死の話は深刻な状態になる前に、いろいろと話しておく方がいいと思います。**小雪は剥製にする。パパの仏壇にはもずく酢と菊の花の酢の物を毎日供えるとか、そんな冗談のような会話でもいいので、是非とも死を語ってください。**

ばーちゃんも認知症になる前から、死やその医療について話していました。「余計なことはしないでおくれ」とよく言っていました。

「胃瘻とか点滴とかすれば、ちょっと長生きする場合でも、しなくていいの？」

「それでいい。細かいことはすべてふたりに任せるから！」

そんな会話でした。そんな会話があったから、認知症で壊れていきつつも、精一杯死ぬまで生き抜いたばーちゃんに、パパ達も自信をもって、なにもしないという選択肢を選べたのです。ただ、胃瘻や点滴をなにもしないのも大変で、食べられる量の食事を毎日ママが作って、食べさせていました。液状のものは誤嚥するので、微妙な固さというか柔らかさが必要で、そしてばーちゃん自身ではまったく食べることができないので、食べさせる必要があります。胃瘻を入れて流動食を流し込めば、そんな面倒なことをしなくてもいいのですが、その面倒さがまた良い思い出になりました。

おばーちゃんはほぼ食べなくなってから6ヵ月間生き抜きました。一口ぐらいは喉を通ります。最後は水さえもとろみをつけて口に運びました。どんどんと痩せていき、最後の頃は、「おばーちゃん、わたしの体重よりも軽くなったよ」とあなたが言っていましたね。あなたの体重が30キロ前後のときだと記憶しています。カラカラになっていくばーちゃんは、菩薩さんの顔にどんどん近づいていきました。床ずれもなく、臭いもなく、本当にきれいな顔で天国に旅立ちました。そんなふうに天国に旅立ったおばーちゃんと、一晩あなたと小雪はくっついて寝ていました。息子としても、父親としても、こんな幸せなことはありません。

本当におばーちゃんにとってよい孫でいてくれてありがとう。そしてパパとママの大切な娘です。パパとママを看取ってから天国に来てください。

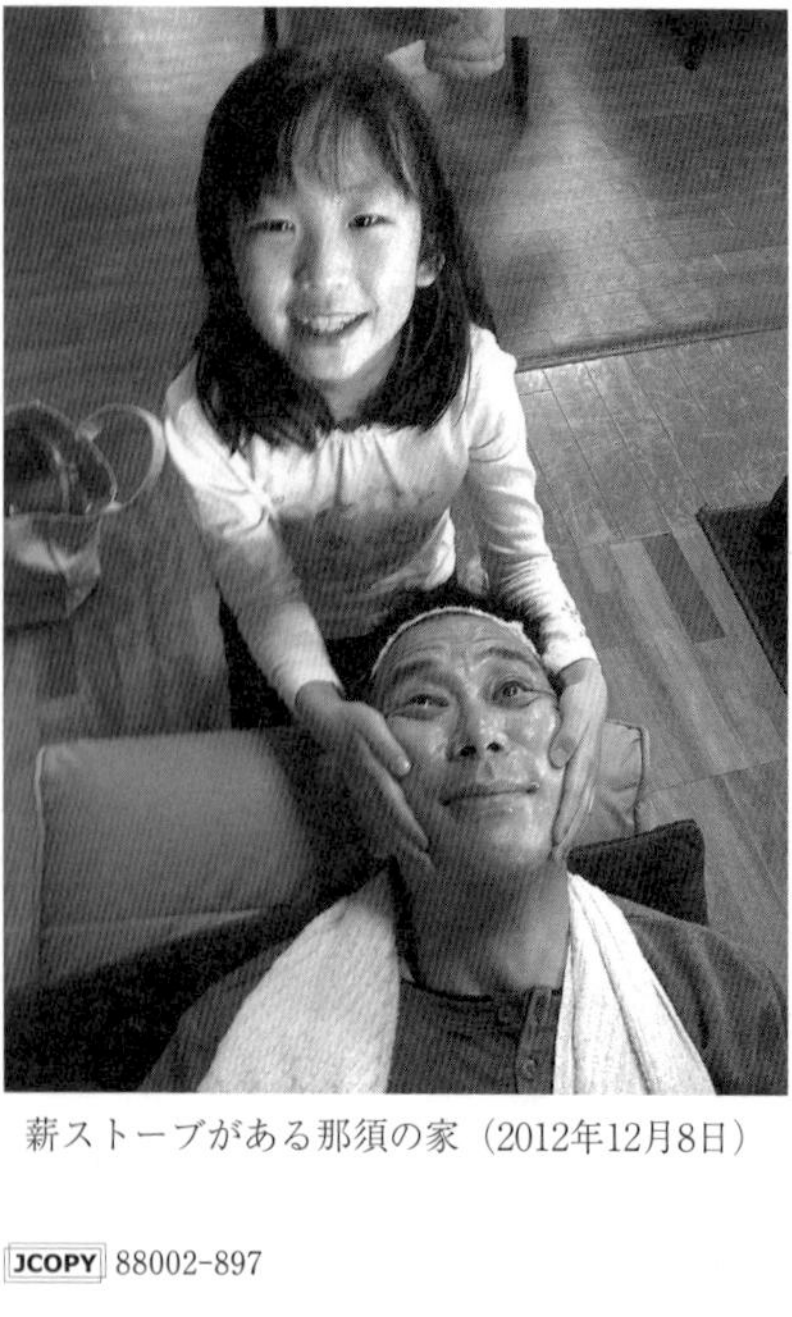

薪ストーブがある那須の家（2012年12月8日）

教えておきたいこと

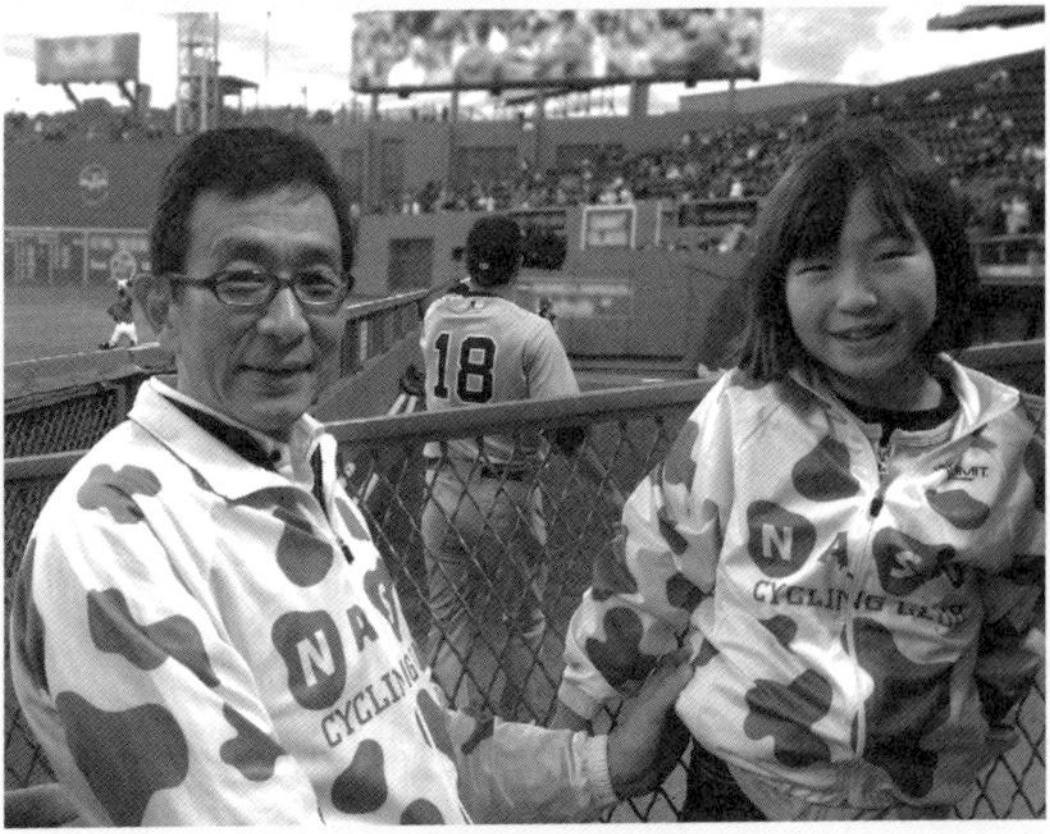

イグノーベル賞授賞式翌日
ボストンレッドソックス対ニューヨークヤンキース観戦
ボストン フェンウェイパーク（2013年9月13日）

第7通　不運な目にあったら、むしろ幸運

パパは不運な目にあったら、心のなかで「ラッキー」と叫ぶようにしています。不運なんだからラッキーなわけがないのです。でも不運なのはそのときだけのことです。問題は、その後。その不運を利用して、または、その不運を転機として、最終的に幸運を迎えればいいのですよ。ですから、起こってしまった不運を嘆くよりも、それを次の幸運に繋げる努力が大切だと思っています。

パパは1993年から1998年までオックスフォード大学に留学して、1998年に大学で働き始めました。当時は東京大学からの派遣チームが第二外科、パパが所属する慶應義塾大学からの派遣チームが第一外科でした。

パパはいろいろなことをやってきて、そして今でもやっているし、これからも新しいいろいろなことをやるけれど、実は外科医が専門で、そのなかでも特に専門としているのは消化器外科と血管外科です。特に血管外科は専門の中の専門分野でした。その血管外科を1998年からやりたかったのだけれども、なんと第二外科に血管外科が既にあったため、パパが第一外科で血管外科をやろうとした際そこの大御所の先生からストップがかかったのです。先方の立場からすれば

自分の領域を荒らされるかもしれないので、当然の対応だけれども、パパとしては、めちゃ不運ということです。

　血管には動脈と静脈があるでしょう。血管外科は主に動脈の手術の頻度が高く、格好もいいので、やりたい手術なのです。そこで、僕は先方に、「静脈の手術や治療ならやっていいですか？」と尋ねたら、「静脈なんてつまらない領域はご自由に」といったお返事でした。

　そこで、精一杯、静脈疾患を頑張りました。主な疾患は下肢静脈瘤と深部静脈血栓症です。まず、下肢静脈瘤のホームページを日本で最初に作りました。土曜日に一般向けの公開講座を行い、集客作戦を展開しました。テレビにも幾度も出ました。すると、ホームページを見た講談社から書籍化のご相談を受けて、早速、書き上げました。日本で最初の、大手出版社から出た一般向けの下肢静脈瘤の本です。その頃には、下肢静脈瘤の治療件数は大学病院では日本一になり、深部静脈血栓症で使用する特殊な薬剤の使用量も日本一になりました。

　第一外科の血管外科チームのトップとして充実した日々でした。そのうち、第一外科とか第二外科とかが廃止され、臓器別のグループに再編されることになって、統合した血管外科のトップにパパがなりました。不運を努力でラッキーに変え、ようやく辿り着いた一国一城の主です。

　それから10年経って、パパが48歳のときに、心臓外科から血管外科の手術を行いたいという申し出がありました。世界では心臓外科と血管外科は別のグループです。東京大学も慶應義塾大学も世界に準じて血管外科は別のグループでした。ところが、日本では血管外科を心臓外科の一部門として行うことが一般的で、そんな潮流に沿った組織改編でした。僕が「NO」と言えば、僕の時代ぐらいは血管外科が独立して、併存する体制を維持できたでしょうが、パパは直感で、「どうぞ、どうぞ、血管外科の手術も全部行ってください」とお返事したのです。

多くの同僚からは、せっかく築いたトップの座を易々と譲っていいのかとの意見もありました。**でも、僕の直感は、この不運を引きずるよりも、さっさとこの不運を次のラッキーに変える努力をしようと思ったのです。**

当時は動脈瘤の破裂や動脈閉塞の緊急手術のために24時間365日、手術に対応できるようにしていました。そんな事情もあって、自宅は大学病院から徒歩圏内でしたね。あなたはまだ幼稚園の頃で、パパが緊急手術で夜中に呼ばれたり、帰宅が超深夜になっていたことはあまり記憶にないと思います。当時、パパは本当に忙しかったのです。

多くの人が、多忙にして華々しく活躍する血管外科のトップを譲ってしまったパパのことを不運だと感じたかもしれませんが、それをパパはすぐに受け容れて、外科医は卒業して、オックスフォードで学んだサイエンティストとして研究室を発展させることと、臨床では漢方の普及に尽力することにしたのです。

移植免疫学の研究室は、2013年にイグノーベル医学賞を受賞しました。イグノーベル医学賞の授賞式ではあなたも一緒にボストンに行きましたね。「オペラが、移植された心臓の拒絶反応を抑える」という内容ですが、サイエンス的には「大脳皮質のなんらかの刺激が、末梢の免疫制御細胞に影響を与える」という研究で、この領域は本物のノーベル賞にもなっていないのです。近い将来、大脳と免疫の関係がもっと解明されると、その研究はノーベル賞に輝きますよ。

不運な再編で外科医の執刀者としての役割をほぼ卒業したパパが次に目指したのは漢方の普及でした。漢方を始めるきっかけは、パパがオックスフォードから帰国して、動脈疾患をやりたかったけれども、ダメだと言われて、静脈領域の外科に奔走しつつも、少々時間があったので趣味として始めたセカンドオピニオン外来です。患者さんひとりに1時間をかけて、毎週10人ぐらいを保険診療で拝見していました。大学病院としては本邦初の試みでした。そんなセカンドオピニオンの普及に尽力したので、**セカンドオピニオンの啓蒙者とメディアで紹介され、その後、いろいろなテレビやラジオに出るきっかけになりました。不運が招いたラッキーがここにもありました。**

そのセカンドオピニオン外来で拝見する患者さんの9割は、正しい西洋医学的治療がされていました。それでも困っている患者さんたちがたくさんいました。そこで、西洋医学的治療以外の治療で保険診療にて行えるものはなんだろうと探すと、漢方薬が唯一その範疇に該当しました。その漢方薬を使ってみて、漢方薬の有用性に気がつき、松田邦夫先生という日本一の漢方の師匠に恵まれ、モダン・カンポウと称して西洋医に漢方薬を普及させることが新しい使命になりました。漢方の勉強も不運をラッキーと思うことから始まっていますね。そして緊急手術から解放されたその後の10年で数十冊の書籍を出版することになりました。

不運は当然不運です。でも、それはそのときの不運にすぎません。将来、その不運をラッキーだったと思えるように、振る舞って努力することが大切です。

第8通　Serendipity　素敵な偶然に出会ったり、予想外のものを発見すること

最近、書籍やカード、色紙などにサインを頼まれると、ちょっと練習したパパのサインと、日付そして、英語でSerendipity♥と書くことが多くなりました。Serendipityは偶然の出会いという意味合いなのですが、これがとても大切と思うのです。むしろSerendipityを拾えるかどうか

が人生の豊かさに影響すると思っています。

２０１３年にイグノーベル医学賞を頂きました。「オペラ『椿姫』を聴くと、免疫制御細胞が誘導され、心臓移植後の拒絶反応が抑制される」というものです。これはマウスのお話で、あなたはパパの研究室によく遊びに来ていたからわかると思うけれども、手のひらにのる程度の可愛いネズミで、体重は20グラムぐらいです。ちなみにパパの研究室で使うネズミは茶色と黒と白の三種類がメインです。パパがオックスフォードで大学院生をしている頃、マウスの心臓移植は世界で一番上手だと思っていましたし、実際に多くの研究者からそう言われていました。ネズミの心臓を他のネズミのお腹に血管を縫い合わせて繋ぐと、お腹で心臓は拍動するのです。一連の手術は30分以内に終了していました。

同じ色のネズミは遺伝子がまったく同じ、つまり人でいうと、顔も体もうりふたつの一卵性双生児です。ここから移植の話をすると、最初に成功した人間の臓器移植は、一卵性双生児の患者さんに、もう片方の一卵性双生児を臓器提供者（ドナー）として、１９５４年12月23日にボストンで行われたものです。ここに至るまで、たくさんの腎臓移植は行われていました。腎臓が機能しなくなって、尿が出なくなれば腎不全となり、早晩死亡します。現在は人工透析がありますので、通常、週に3回人工透析を行えば、日常生活を継続できます。人工透析は１９６０年代に実用化され、日本では1967年から保険適用が認められています。そんな代用臓器ができるまでは、腎不全は不治の病でした。そこで、他の動物や人の腎臓を移植しようという試みは遥か昔から行われていました。1900年前後には、全身麻酔の技術も確立し、血管を縫う技術も確立されていました。そこで、犬の腎臓を摘出し、同じ犬の首に動脈と静脈を吻合して（繋いで）、尿管を皮膚に出すと、腎臓の機能は正常に働いて、尿が出続けることは確認されていました。しかし、これができるのは自分の臓器を移動するときだけだったのです。他の犬、他の動物から移植すると最初こそ尿がでますが、その後は出なくなるのです。これを「拒絶反応」と称して、当時は理屈もわからず、神の領域とさえ思えることでした。移植の技術は間違いなく存在するのに、上手くいかないという状態です。

そんなドグマを砕いた日が1954年12月23日でした。一卵性双生児であれば、拒絶反応は起きないことがわかりました。拒絶反応には免疫が関係しているとぼんやりと判明し、免疫抑制剤の進歩と相まって、その後は移植医療が確実に進歩していきます。この手術を行ったジョセフ・マレーは1990年にノーベル生理学・医学賞に輝いています。

パパがオックスフォード大学博士課程で学んだのはその延長である移植免疫学です。34歳の外科医がゼロから、いまでも混沌としている免疫学を異国で、それもエリート集団のなかで勉強を始めました。本当に辛かったですよ。ママが支えてくれたから頑張れました。パパは帰国したら気力が維持できないと思ったので、1度も帰国せず5年間過ごしました。ママは半年後に1回帰国しただけで、でも、おばーちゃんは何回も遊びに来ました。その頃、あなたはまだいませんでしたね。

さて、一卵性双生児と同様に遺伝子が同一のマウスでは、移植された心臓は拒絶されません。ところが、黒いマウスの心臓を茶色のマウスに移植すると7日で拒絶反応が起きます。そこに、いろいろな操作を加えると拒絶反応をコンロールできるのです。そしてその拒絶反応のメカニズムの一部でも解析することが大学院生の使命で、それを叶えると、学位を取得できました。

あなたも会ったことがあるキャサリン教授という素晴らしい上司に恵まれてパパは無事に学位を取ることができました。そして帰国後も研究室をゼロから創り上げて、サイエンティストを継続してやってきました。あなたもよく遊びに来た研究室です。

パパの研究室は多くの留学生や大学院生に支えられて研究を継続できました。あなたが子供の頃遊んでもらった張さんはたくさん仕事をしてくれました。ある日、張さんが、「マウスが余っているので、なにか面白い実験はありませんか?」と相談に来ました。いつも空いた時間には、いろいろな面白い実験をやっていたのです。そこで目の前にあったのがオペラ「椿姫」のCDで

JCOPY 88002-897

した。

オックスフォードで過ごした当時、ときどきオペラを観にロンドンのコベントガーデンにあるロイヤルオペラハウスに行きました。ロイヤルオペラハウスには学生料金が設けられており、大学院生だったので本当に格安でチケットを手に入れることができたのです。その当時、購入したオペラ「椿姫」のCDがたまたま机に転がっていたのです。

直感で張さんに「移植した後にずっとこの音楽を聴かせてください」とお願いすると、喜んでその実験をやってくれました。すると、なんと心臓は7日では止まらないといいます。そこでもう一回お願いすると、やはり7日では止まりません。他の音楽や音、たとえば、「津軽海峡冬景色」とか、英会話、地下鉄や工事現場の音、単一波長の音などでは、無音楽のときと変わらず7日で心臓は止まります。モーツァルトはちょっと伸びました。そんな結果になったのです。

面白そうな実験は他にもたくさんしていますが、こんな偶然に巡り合ったのです。そもそも最初にオペラ「椿姫」を聴かせなければこの幸運な実験は行わなかったでしょう。他の音では面白い結果にならないので、そこでこの実験は終了していたはずです。「椿姫」を最初に選んだことがSerendipityそのものなのです。たくさんのトライアル&エラーを行いながら、でも偶然と運がそれに加わって、素晴らしい結果がでたのです。

そしてこの結果を英文論文にしました。移植免疫学領域での一流学術誌からは、タイトルになる「オペラ」という文言を「音響刺激」に変更すれば掲載を許可しましょうという返答がきました。そこで同僚と相談したところ、「この論文はオペラという文言が重要で意味があるので、その雑誌への掲載は諦めて、オペラという文言でもアクセプトしてくれる雑誌にしましょう」と提案がありました。その提案をみんなが受け容れて、また掲載雑誌も無事に決まり、英文論文としてこの結果が世に出たのです。

この論文のタイトルに「オペラ」があるからこそ、パパ達の英文論文はイグノーベル賞委員会でまず候補となる1万件の論文に選ばれました。面白く、でもサイエンスがあることが大切です。「人を笑わせ、考えさせた業績」に与えられる賞だからです。オペラという文言をタイトルから削っていたら、音響刺激に変えていたら、人は笑いません。ノーベル賞受賞者も参加する厳重な審査の結果、その年のイグノーベル賞10本のうちのひとつに選ばれました。

価値があるかどうか最初はわからないけども、面白そうなことにたくさんトライして、多くは結果が出ないなか、しかしそこに運が加わって、ひとつの偉大な成果になりました。運の良さがSerendipityと思っています。Serendipityを拾える才能と運をあなたも磨いてください。

第9通　運命の出会いより、偶然の出会いの方がずっと価値がある

偶然に価値あるものを拾うことをSerendipityだと紹介しました。

価値あるものを拾うには、価値を認識して、そしてその価値あるものを拾うという行動に起こすことが必要です。そして、実際に拾って、手にして、価値があることを確認して終了です。

昔、パパはそのように思っていました。最初に価値あるものを見極める目が必要だと。つまり目利きが重要だと思っていたのです。拾う前に価値があることを確認したいと思っていたのです。

最近感じていることは、価値がはっきりしないものでもともかく拾うことが重要かなと。価値がないと最初は思えても拾ってみればいいのです。つまり目利きは、最初はさして重要ではなく、拾うことが重要ということです。**たくさん拾えば、そのなかに価値があるものがあるし、そこから価値を見いだすこともできるという意味合いです。最終的に目利きが必要であることは当然です。**

イグノーベル医学賞を頂いた実験も、最初から価値があるとはまったく思っていませんでした。試しにやってみて、そして価値があるとわかったのです。

パパは最近まで中国が嫌いでした。モダン・カンポウと称して漢方を普及させる活動をしているのに、漢方のお家元の中国がなんとなく嫌いだったのです。日本の漢方は、中国の漢方から江戸時代には完全に分離されて、そして今日に至っているのだから、今さら中国の漢方の勉強は面倒と思っていました。しかし、漢方の書籍をたくさん出版して、そろそろ和漢（日本の漢方）の勉強に飽和感を覚えたときに、ふと中医学もちょっと勉強してみようと思ったのです。

そして日本で刊行された中医学の書籍をネットで買いました。そこには日本流にアレンジされた中医学が載っていました。本当の中医学が知りたいと思ったのですが、本当の中医学を語る日本語の書籍がありません。そこで、それならいっそ中国語を勉強しようと思いました。

語学は実は苦手です。子供の頃、吃音があったので、そして読字障害があったので、ともかく僕は語学の上達が遅いのです。僕の語学はある程度までしか上達しないとパパは思い込んでいます。それはオックスフォードに留学中にオランダ人と友達になって感じたのです。彼は、パパとママが話している日本語を耳で聞いて、そのまま復唱できるのです。彼は日本語をまったく知りません。でも音として理解して復唱できます。パパの頭は、文字にしないと発声できません。英語もカタカナイングリッシュが大好きです。音ではなく、パパにとっては読むのが苦手な文字こそが、実はパパの記憶なり、復唱には必要なのです。癪ですね。読字障害があるなら、活字を経ないで、オウム返しに音を復唱できる能力が備わっていてもらいたいと願います。でもパパにはそれはありませんでした。

ところが、あなたは言語を音で聞いて、そのまま音で返す能力も秀でていますね。オックスフォード時代のオランダ人の友人と同じです。オランダは小さな国で、そばにイギリス、フランス、ドイツなどがあり、複数の言語を子供の頃から聞いているから復唱できる、と彼は言っていました。あなたはそうした環境にあったわけでもないはずなので、僕はあなたには天性の才能があると思っています。あなたがなぜ未知の言語でも復唱できるのかがパパには不思議です。パパにない能力をあなたは天から授かったのでしょう。

そんな語学が苦手なパパですが、オックスフォードで5年間過ごしたので、サバイバル英語はしゃべることができます。でも語学は苦手ですよ。そんなパパが中国語の勉強を始める決心をしました。なんだか直感で楽しそうかなと思ったのです。**それは中国語が楽しいというよりも、その先になんだかSerendipityが待っているように思えたのです。**

即決即断のパパはすぐにネットで検索をして、直感で良さそうだと思ったサイトに即座に申し込みました。結構必死に勉強しましたよ。目標は中国語を読むことです。極端に言えば話すことと聞くことはパスでもいいのです。中国語では幸い漢字が使われています。簡体字といって、簡略化された書体ですが、でも漢字とは無縁な欧米人が中国語を学ぶのに較べれば、相当なアドバンテージです。

中国語の試験にＨＳＫというのがあることをすぐに知りました。そこにスピーキングはありません。リーディングとリスニングとライティングです。そこでＨＳＫに短期間で合格するという目標を設定しました。一番の入門が1級、最上級が６級ですが、いずれの級にも僕の鬼門であるスピーキングはありません。また不得意なリスニングは棄てます。リーディングとライティングで点数を稼ごうという作戦です。そして、トントン拍子に合格し、10ヵ月弱で５級の試験で６割を取れるようになりました。最後の６級にも何度かトライしましたが、３００点満点で10から20点合格ラインに届きませんでした。１６０点台が限界でした。

その1年間は中国語に結構時間を使いました。週末を利用して中国の大連にも何回も勉強に行きました。そして、そこで出会った先生に今でもネットで授業を受けています。でも進歩しませんね。あなたも知っての通りパパの中国語発音はカタカナ中国語です。あなたはそのレッスンに飛び入りで参加しても楽しそうですね。語彙や文法は断然パパが上なのに、あなたがしゃべると中国人が話しているように聞こえます。そんな才能もこれから生かしてください。超羨ましい。

さて、実はこれも Serendipity のお話なんです。その中国語の通信コースの社長さんと、仲良

JCOPY 88002-897

くなりました。僕がメディアに出たり、たくさんの書籍を出版していることで僕に興味があったのだと思います。そんなご縁で始まった交友はいまでも続いています。

そして、彼が、突然に中国の蘇州で日本のビジネスマン向けの勉強会が1週間あると誘ってくれました。その主催はシンガポールの有名大学であるリー・クワンユー公共政策大学院でした。旅費と滞在費を合わせると100万円以上します。そんな勉強会に直感で申し込んだのです。

その7日間は本当に濃密で、その後のパパの人生を変える人にも会いました。視野が本当に広がりました。パパは以前から自分の会社も持っています。医療関係の講演や書籍の出版、そして医療経営のコンサルティングを行う会社です。その勉強会に集まった若手には、すでに自分の会社の上場を済ませた経営者、上場目前の経営者、自分の会社を売却してエンジェル投資家となっている人などがいて、面白いことをやっている人も多く、本当にいろいろな人脈を得ました。

つまり、嫌いだった中医学や中国にちょっと興味を持って、そして中国語の勉強を即座に始めて、あとはご縁と運を大切に繋いで、今の自分があると思っています。そのときに出会った方との繋がりで、パパの視野も、そして人生も幅広いものになりました。あなたもそこで知り合ったパパの友人宅を尋ねて、シンガポールまで行きましたね。そして泊めてもらって、また別の世界を見たでしょう。

人は自分だけで生きていてはつまらないのです。いろいろな人との出会いもSerendipityです。最初から自分にとって役に立つ人を探そうと思っては見つかりません。いろいろな人に会って、交友を深めて、そしてこの人からは一生なにかを与えてもらえると感じる人を探すのです。**本当の友達は数少なくていいと思っています。真の友達やビジネスのパートナーを探すために、いろいろな人に会って、あなたのSerendipityに出会ってください。行動しなければ、良き人に会えませんよ。**あなたが超立派で魅力的になれば、今度は先方から訪ねて来てくれることもあるでしょう。人が訪ねてくれるようになっても、**自分からSerendipityを探す旅を忘れないでね。**

第10通　あえてちょっと踏み外す、その方が人生はおもしろい

成人までに手に職を付けて、その職で30年近くを働き、そしてリタイアした後に、天国に逝くというかつてよく言われた人生設計のストーリーはほぼ崩れつつあります。多くの領域ではすでに過去のものになっています。変化がゆっくりな時代は、両親を含めた先輩が語る人生観が子供世代にもほぼほぼ合っていました。だからこそ、子供には多くの人が勧めるサクセスストーリー

JCOPY 88002-897

を歩ませようと親は思い、子供も親の助言を素直に聞き入れました。

ところが、時代の変化するスピードは速くなりました。今後30年以上存続する企業はどれだけあるのでしょうか。業態を変えずに存続できる企業は本当に少ないと思っています。時代の流れに沿って、変革を繰り返すことができれば、その企業は生き残れる可能性が高いでしょう。

また、人の人生も長くなりました。戦後の平均寿命は男女とも50歳前後でした。今や女子は約88歳、男子は約81歳となりました。定年の年齢と平均寿命が近い頃は、学んで、働いて、貯金と年金でちょっと余生を送るというストーリーが成り立ちました。ところが、ここまで人の寿命が延びると、定年後も働く必要が生じてきます。運良く自分が就職した企業で、定年退職まで勤め上げても、次の仕事を見つける必要があります。

ましてや、自分が就職した企業がなくなれば、新しい職を見つけなければなりません。国家や自治体に雇用される公務員は一生安泰の職業と思われましたが、定年後に他の仕事を斡旋してくれるとは限りません。

ひとつの仕事を極めれば、どんな環境でも収入を得ることができるでしょう。しかし、そんな普遍的な仕事は稀です。世の中が変わっていくなか、どのように生きれば、天国へのお迎えが来るまで生き抜けるのでしょうか?

それは時代の変化に即応して変化できることです。自分が変化せずに、人が集まってくれるほど特殊な能力があれば最高です。芸術で生きていける人はその分類に入ります。しかし、多くの人にはそこまでの才能や能力がないのです。そうであれば、こちらが変化できる能力を身に付けることです。または複数の仕事を用意しておいて、そのなかで生きるために利用できるものを使うことです。

そのときのキーワードが「ちょっと踏み外す」だと思っています。会社や上司から与えられた仕事だけをやっていては、ちょっと踏み出すことはできません。可能であれば副業ができる会社がいいと思っています。副業ができないのであれば、今やっている仕事でちょっと踏み外して、領域を広げましょう。また副業禁止でも、趣味やボランティアは禁止されていないでしょう。いろいろな視点から見て、ちょっと踏み出すことを是非行ってください。

パパの人生はいつもちょっと踏み出すことを考えていました。新しいなにかへの挑戦とも言えます。そのためには、まず今やっていることを迅速に習得する必要があります。そうしないと、新しいことへの挑戦ができても、今やっていることが疎かになります。

そんな思いはパパにも若い頃にはありませんでした。良い外科医になることで精一杯でした。余った時間に苦手な英語の勉強でもちょっとやっておけば良かったと、オックスフォードに留学

JCOPY 88002-897

が決まったときには思ったものです。

消化器外科の一般的な手術、そして血管外科の難しい手術も卒業後8年前後でほぼできるようになりました。そして新しいことに挑戦したくなり、オックスフォード大学に留学してサイエンティフィックサージャンを目指しました。ゼロから移植免疫学を学ぼうという壮大な挑戦でした。

オックスフォードにいた5年間も、複数のことをやる、あえてちょっと踏み外す絶好のチャンスでしたが、移植免疫学の膨大な勉強量に圧倒されて、なかなか英語や他の外国語などの勉強ができませんでした。もう1度留学できるのなら、そして34歳のときに戻れるのなら、他の勉強も並行して行うと思います。

そして、現代はネットが進歩しました。いろいろな勉強が無料で、そして世界のどこにいてもできるようになりました。YouTubeを活用すれば、膨大な勉強材料に無料でアクセスできます。他の媒体でもいいでしょう。そんな時代の進歩も利用して、あえてちょっと踏み出すことを行ってください。

外科医でサイエンティストという立ち位置を、オックスフォード大学博士課程の学位を取得して勝ち取りました。そして大学で研究室をゼロから立ち上げ、その立ち位置を継続することができました。

そこでもあえてちょっと踏み出そうと、法律の勉強をしたり、コーチングの勉強をしたり、そして経営の勉強をしたりしました。**そんな時間的余裕がなかなか取れないときでしたが、同僚に恵まれ、すき間時間を活用することができました。**

今になってふり返ると、法律、コーチング、そして経営学などすべてが今のパパに役立っています。それはパパをそばで見ているあなたが肌で感じていることだと思います。

50歳から筋肉トレーニングを始めて、水泳に興味をもって、サイクリングも始めて、それら3つを合わせたトライアスロンに挑戦し、日本で一番長い距離のトライアスロンも53歳で完走しました。あえてちょっと踏み出した成果のひとつです。

また、すき間時間に始めたセカンドオピニオン外来から、漢方に興味を持ち、そしてモダン・カンポウと称して西洋医に漢方の普及啓蒙を行っています。どれもあえてちょっと踏み出したことの成果で、その連続性のなかのひとつのコマなのです。

Apple の創業者であるスティーブ・ジョブズの有名なスピーチがあります。スタンフォード大学卒業生へ向けた講演で、そこで彼は「Connecting the Dots」を語ります。点が繋がるということです。**好きなことをいろいろやっていると、それが将来的に繋がるというのです。将来、ふ**

り返ってみたときに繋がるのであって、あらかじめ意図して点を増やすのではありません。自分が興味のあるもの、そして偶然に出会ったもの、たまたまのご縁などなどが、後からいろいろと繋がっていくと言います。**ですから、あえてちょっと踏み外すときに、目的は不要です。いろいろと踏み外してみればいいのです**。

そこに作為があると、大きな飛躍にはならないと思っています。「そのときは想像していなかったような点の繋がりが将来は起こるよ」ということです。すべての点が繋がる必要はありません。大切なことはたくさんの点を用意しておくことです。

そんなスティーブ・ジョブズの話が妙に腑に落ちる年齢になりました。あなたが幼稚園の頃にはまだまだパパの点は繋がっていませんでした。今、あなたに向けてこの本を書いています。60歳を過ぎて、いままでたくさん揃えてきた、**意図的に揃えたものから、まったく偶然に揃ったものまで、いろいろな点が繋がっているのです**。**これとこれは繋がらないでしょうと思うような点も繋がります**。パパが楽しそうにいろいろな人と、いろいろなプロジェクトをやっていることは、家にいれば感じると思います。外科医だけをやっていたのでは、今のパパは存在しません。もちろん外科医だけを極める人生も素晴らしいのですよ。

しかし、変化が速く激しい時代、いろいろな点（Dots）を用意しておくと、将来、それらが繋がってますます楽しい人生になりますよ。今は意図せずにともかく、興味があることに全力投球してください。そしてあえてちょっと踏み外して、点をたくさん増やしてくださいね。

第11通　ちょっと人に迷惑をかけながら生きよう

最近パパが気に入っている言葉に、「ちょっと人に迷惑をかけながら生きよう」というのがあります。

これは「文藝春秋」誌上で作家の塩野七生さんと対談して腑に落ちた言葉なのです。塩野さんの『ローマ人の物語』という小説を、パパはオックスフォードでの5年の勉強を終えて帰国したときに読みました。長編の大作です。その塩野さんと対談することになったきっかけは、パパが書いた「タバコを吸ってもいいでしょ」といったメッセージを込めた記事をローマに住んでいる塩野さんが読んでくれたことで、ご帰国時にパパと対談したいとなったらしいのです。

パパはタバコを吸いません。家族のだれも吸いません。おじーちゃんは遙か昔に吸っていたそうですが、あるときにきっぱりと禁煙したそうです。タバコが嫌いなパパがなんで「タバコを吸ってもいいでしょ」というメッセージを送ったかというと、タバコの好きな人が可哀想だからですよ。タバコは合法です。喫煙は法律で禁止されていません。

「健康に悪いから禁煙を」というメッセージがずっと続いています。その通りです。でも体に悪いことをわかって吸っている人に何故「禁煙！　禁煙！」と連呼する必要があるのでしょうか。100歩譲って、一生懸命禁煙運動を展開するのは自由だし、それが健康のためだと医師の立場からもそう思うけれども、そのリスクを承知で喫煙している人をそれ以上責めても何も変わらないよね。パパはいつも両方の立ち位置から物事を見るのが好きなのです。

最近は間接喫煙とか副流煙とかいう言葉で、自分の健康に悪いだけではなくて、まわりの人の健康にも悪影響を与えているというメッセージも使われています。パパはそのメッセージにも大賛成です。だってタバコを吸わないパパからすると、本当にタバコの煙は嫌なのです。嫌だと思うと、遠くのタバコの煙も気になるし、本当にイライラするときもあるのです。

そんなアンチタバコのパパだけれども、タバコを吸っている人の立場になれば、ちょっと応援したくもなるのです。タバコは吸って、血液に入って、気持ち良くなる。ただ、妊婦は絶対に吸わないでください。胎盤を介して胎児の血液にニコチンなどは移動します。また子供がいる家庭も、屋内では禁煙がいいと思っています。自分の体がタバコの害でどうなろうとそれはご本人の自己責任です。でも、胎児や未成年が、自分の意志決定とは無関係にタバコの害にさらされるのは大反対です。

あなたは知っているように、**パパのなかには両極端な人がふたりいるでしょう。ある意見に対していろいろな立ち位置からものを考えるのが好きだから、自然とそんな自分ができ上がったのです。**

タバコも合法であって、人に迷惑をかけなければ、そして上手に吸えば、極端に「禁煙！　禁煙！」と叫ぶのもいかがなものかなというパパがいるのです。

塩野七生さんとの対談は1時間から2時間の予定だったのだけれども、食事の時間もそのまま話がはずんで、数時間以上の楽しい対談になりました。そのなかで、お互いに納得できた文言が「人に迷惑をかけながら生きよう」だったのです。

これは「人に迷惑をかけてはダメですよ」という昔から言われていることへのちょっとした反抗です。あなたのおばーちゃんもよくパパにそう言っていました。パパが幼い頃は結構貧乏な時期もあったけれども、おばーちゃんは凛としていましたよ。それこそ「人に迷惑をかけてはダメですよ」というメッセージをくりかえし言葉にするわけではないけれども、オーラで醸し出している感じでした。本当に自分を律している女性でした。

確かに「人に迷惑をかけてはダメですよ」は正しいのだけれども、その視点で生きていると、他人の迷惑が許せなくなる自分がいるのです。**「人に迷惑をかけてはダメですよ」という思いが強くなればなるほど、人の迷惑を許せる許容範囲がどんどんと狭くなるのです。**それはパパが生きてきてそう感じていたのです。

パパのクリニックがある千代田区は路上禁煙です。隣の新宿区は路上喫煙ＯＫでしょ。千代田区で歩きタバコをしている人がいると妙に腹が立つのです。これ自分の精神衛生にも悪いですよね。

そこで、最近思っていたことは、「人に迷惑をかけながら生きよう」なのです。もちろんそこには、「ちょっと」という文言を添える必要があるのだけれども、そう思えると結構楽になりますよ。あまりにも迷惑をかければそれは嫌われるでしょう。でも実はちょっとした迷惑をかけながら人は生きていますよ。自分では人に迷惑をかけていないつもりでも、人の受け取り方によっては、迷惑と感じることもあるでしょう。

そうであるなら、あえて「１２０％、人に迷惑をかけないで生きよう」と意気込むよりも、いっそ、「ちょっと人に迷惑をかけながら生きよう」と心の転換をするといいですよ。人を許す心は広い方が楽です。**自分も人になんらかの迷惑をかけているという認識を常に持っていれば、本当**

に、他人のある程度の迷惑は許せます。

そして、いろいろなことを並行して行うには、人の助けが必要です。そんなときに遠慮なく「助けて！」と頼めることが大切です。そんな言葉は「人に迷惑をかけないで生きよう」と思っていてはなかなかできないのです。人に助けてもらうと、複数のことを並行して進めることができるようになります。自分に足らないところを補ってくれるのも、人です。時間をかければ自分でできたとしても、それを短時間で効率よくやってくれる人もいます。上手に人に迷惑をかけながら、助けてもらって生きると楽ですよ。

パパも複数のことを並行して進めています。それをすべて自分ひとりでやることは無理なのです。助けてくれる人が多数いるから、とてもひとりではできないことを複数並行してやれるのです。血管外科チームのトップだったときも、移植免疫学の研究でイグノーベル賞医学賞に輝いたときも、セカンドオピニオン外来も、モダン・カンポウの啓蒙普及も、そこには「助けて！」を連発して、いろいろお願いし、そして実際にパパを助けてくれるたくさんの人々がいたからこそ、複数の仕事や趣味を並行して行えたのです。そして今もたくさん助けてもらっています。

「人に迷惑をかけてはダメですよ」という気持ちは当然持つのです。でもあえて「ちょっと人に迷惑をかけながら生きよう」と思えるようになると、他人への寛容性も増し、そして自分の仕

JCOPY 88002-897

事も加速度的に捗るようになります。

あなたもちょっと迷惑をかけながら生きてくださいね。今までは、ほとんどあなたから迷惑を被っていない両親です。遠慮せずちょっとわがままに生きてください。

第12通　愛国心ってなんだろう？

2020年東京オリンピックが終わったね。野球は面白かったね。あなたの好きな選手やパパの好きな選手が活躍して、そして金メダルは良い思い出だね。

だけど、パパは日本代表だからといって、単純に日本を応援しようとはあまり思えないのです。愛国心がないとも言えるよね。国という括りで選手を集めて、ただ国の代表というだけで戦って、そして勝ち負けを争うのはなんか力が入らない。2つの国が戦うときは、なんとなく小さな国、弱い方を応援する自分がいるんだよ。日本と小さな国が戦うときでも、日本チームに好きな選手がいないときは、心のなかで日本と戦っている小さな方を応援することもあるよ。「別に国なんかどうでもいいじゃん！」って感じかな。

チームのなかに好きな選手がいて、そして応援するのは楽しいね。だから、個人戦でも多くは日本人を応援するけれど、それもどうでも良いって感じかな。あなたが出ていれば、あなたの友人が出ていれば、国籍に関係なく応援するよ。

パパは、オックスフォードにいた5年間では結構差別を感じたんだよ。オックスフォード大学は世界の大学ランキングでいつもトップ3には入る名門だから、留学生が世界中から来ていて、大学内で差別を感じたことはほぼありません。でもオックスフォードの南半分は労働者の街だから、街に出ると、アジア人蔑視を肌で感じたことは多々あります。

そんな空気感のなかにいると、もの凄く祖国への愛国心が湧くのです。差別されている集団という括りで頑張ろうと思えるのです。オックスフォード大学のラグビー部と日本の大学のラグビー部の試合があったときも、見に行きましたよ。そして一生懸命、日本の大学を応援しました。

そして、懸命に勉強している合間に読む本も、愛国心が育まれる本なんです。当時最も好きだったのは『坂の上の雲』だよ。「まことに小さな国が開化期を迎えようとしている」で始まる『坂の上の雲』を週末などに必死で読みふけったのです。明治維新から間もない弱小な日本が、巨大な先進国に懸命に追いつくストーリーは、遙か異国にいると本当に心揺さぶられるのです。

また、当時はインターネットが広く普及する前で、日本の情報からはまったく遮断されていま

JCOPY 88002-897

した。今は世界のどこにいてもネットに繋がれば、活字で情報も入るし、動画での情報も入手可能です。情報に関していえば、異国にいようが、日本にいようが大した差がない時代になりました。

ところが、パパとママがオックスフォードにいた1993年から1998年の5年間は日本の新聞さえすぐには読めない環境でした。お金があれば、新聞の衛星版をイギリスでも購読できましたが、当時はお金がまったくなかったのです。そこで、月に1度ロンドンに食材の買い物に出るときに、帰りにピカデリーサーカスの裏にあるラーメン屋さんで、当時の為替換算では2千円以上するラーメンを食べていました。そこでラーメンを食べる理由は、そのお店に積んである1ヵ月分の衛星版の新聞を読みふけることだったのです。

Googleの創業が1998年です。ですから、インターネット黎明期をオックスフォードで過ごしたことになります。インターネットが今のように普及して、定額の通信料のみでいろいろなコンテンツが見られるなら、パパの英語ももう少し上達していたと勝手に思っています。でもそんな情報から遮断されている環境だったから、ママとは楽しい時間をたくさん過ごしました。その場を精一杯楽しむのは、今も昔も同じで、それなりに楽しい5年間でした。

そんな環境にいると日本人であるというアイデンティティを自覚し、愛国心が芽生えるのです。BBCテレビで偶然にも日本チームが戦っているところを見ると当然に日本を応援します。日本国への帰属意識が高まり愛国心が増長されます。

そうして5年間日本に1度も帰国せずになんとか博士号を取得しました。愛国心一杯で帰国したのです。ところが日本に帰るとパパの愛国心は一気に薄れました。日本人を主張しなくても特別問題なく、差別されることもなく、**その上、日本はあまりにも自由です。平穏に暮らしていると、日本人以外と日本人という線引きが無用に思えてきたのです。むしろ面倒で害悪だと。**

そんなときにハマった小説は藤沢周平さんの『蝉しぐれ』などでした。藤沢周平さんの家族愛に満ちた小説が妙に心に刺さりました。藩のために生きるのではなくて、家族のために精一杯生きる主人公に共感を覚えたのです。帰国し、テレビにも出るようになり、林修さんの番組にも複数回呼ばれて、その後「世界の名著」というBS番組で林修さんと対談をする運びとなりました。そのとき僕が選んだ本は『坂の上の雲』ではなくて、『蝉しぐれ』だったのです。日本のためにたくさんの人が命を賭し、そしてかろうじて日露戦争に勝ったストーリーも素敵です。でも家族を愛して、精一杯家族のために尽くす姿を描く藤沢周平さんの物語は、どれも愛おしいのです。

この対談が藤沢周平さんの娘さんの目に留まり、そして藤沢周平さんの小説の解説を頼まれました。**ご縁がご縁を生んで繋がったと思っています。**その解説は文春文庫『人間の檻　獄医立花

JCOPY 88002-897

登手控え（四）』の巻末に載っています。興味があれば読んでみてね。

中国語を勉強し、中国を訪れ、中国の発展の詳細を知るようになると中国には負けると思うことが多々あります。新型コロナウイルス感染症の対策にしても、中国政府の統制はほぼ完璧で、政府の指令には多くの国民が従っているイメージです。大きな病院も1週間で完成し、そこで勤務する人もすぐに召集できます。コロナ感染者が出れば、数百万人単位でＰＣＲ検査を行い、偽陽性を含めて、徹底的な隔離を行います。そうして、ゼロコロナを目指す作戦が成功しました。

こんな国を目にすると、日本の政治力のお粗末さに愕然とすることがあります。しかし、中国では公に国のトップを批判することは御法度です。ネットで中国語を習っていますが、その先生達も政治の話は避けます。一方で、日本では国のトップを批判しても逮捕されることはありません。また政府の強制力も頑強ではありません。逆らってもなにも処罰はないか、あっても大した罪にはなりません。そんな自由がいいか、自由がなくても国の力で強力なことができる中国がいいか、という選択になります。

僕の答えは、断然日本がいいです。ただ、中国と戦争をすれば日本単体では負けるでしょう。ですから、戦争にならないように官民で頑張ることが大切と思っています。

戦争はやらないことです。愛国心は僕にはありません。でも愛国心がないと公で言い放てる自

由な日本が大好きです。戦争にならないように、あなたたち若い人が中心になって上手に外交を行ってもらいたいと思っています。

第13通　どんなときも、自分のなかに両極端な考えを持とう

パパはいつも頭のなかに両極端な意見を持つようにしています。**世の中である意見が大多数のときは、少数派の意見に耳を傾け、それを自分の頭で理解して並べています。通常は少数派の意見は間違っていると扱われます。そこで、本当に少数派のこの意見は間違っているのだろうかと自問自答するのです。**

フェイクニュースが最近話題になっています。それは大多数の人の感情からはフェイクニュースかも知れませんが、でも実はそこに真実があるかも知れません。フェイクニュースとレッテルを貼るのは体制側の常套手段でしょう。いろいろな意見を知って、自分の頭で考えて、結論を出す努力が大切です。

以前、ある大手新聞社のホームページで毎週連載をしていました。パパの立ち位置は、普通の

人が言わない、言えないような意見も語ることです。3年間ぐらい連載してファンも多かったのですが、あるときそのコンテンツの編集長が替わり、新聞社の意見を暗に強要するようになりました。パパは世論の形成の一翼を担うつもりはありません。そこでそんなホームページの連載は上手にお断りしました。

たとえば原子力発電所にしても廃止という意見があれば、存続という意見があってもいいでしょう。両方の意見が登場することが頭の体操にはいいのです。核兵器を廃絶するという意見と、一方で核兵器が安上がりな安全保障の道具だと言う人もいるでしょう。いろいろな意見がでること、存在することが楽しいのです。

しかし、日本の新聞は世論の形成を狙っているものが多いです。政府寄りの「読売新聞」「産経新聞」「日本経済新聞」、アンチ政府の傾向が強い「朝日新聞」「毎日新聞」「東京新聞」といったグループ分けになります。ひとつの新聞紙面に両方の意見がないのであれば、いろいろな新聞を読み比べると頭の体操になりますよ。また、政府寄りの新聞が政府の批判を始めれば、よほどのことでしょうと考える根拠にもなります。

メディアは情報を切り取って流します。頭から丸呑みしないほうがいいでしょう。昔は、新聞を複数読むにもお金がかかりました。今はネットである程度の記事は無料で読めます。情報の入手は簡単で安価になりました。**複眼的に情報を仕入れて、自分の頭で両極端な意見に答えを出してください。**

「新型コロナウイルスのワクチンで不妊症になりますか?」という質問を結構頂くようになりました。多くの媒体はこの不妊症情報をフェイクニュースだと言っています。僕の見解は実は微妙です。つまり、妊娠適齢期の女子がコロナウイルスワクチンを打って、打たない人に比べて妊娠率に差がないという結果がまだ出ていないからです。

パパの答えは、「論理的には問題ないことになっているが、実際は数年から10年しないとわかりません。少なくとも短期的な副反応では接種群と、非接種群に差がないそうです。長期的な副作用は、その年数が経たないと実は判明しません。でも僕の家族には順番が来たら打つようにしますよ」としています。

体外受精が始まった頃、多くの人は正常な子供が産まれるのか疑っていました。卵子を体外に出して、精子と受精させて、そして体に戻すのですから、論理的には問題ありません。でも「本当に大丈夫なの?」という率直な疑問が生じるのです。その答えは、たくさんの体外受精が行われて、そして一世代経過して、特別な差はないという結論になりました。今や日本では体外受精で産まれた子供は16人にひとりです。そして30年近く前に体外受精で産まれた子供達が、親にな

JCOPY 88002-897

る時代になりました。そこまで経過を追わないと本当に悪影響がないかということに結論が出せないのです。

つまり、コロナウイルスワクチンが妊娠時に本当に無害なのかは、少なくとも10年以上経って初めてわかることと思っています。それまで待てないので、科学的推論でほぼ問題ないでしょうとなっているのです。

両極端な意見を持つことは本当に大切です。自分の頭で、その両極端な意見に自分なりの判断を下すことが大切です。その判断はその後の情報で変化することもあります。柔軟に考える姿勢が大切です。

抗がん剤の治療に関しても両極端な意見が存在します。抗がん剤の治療など行わずに放置したほうが長生きすると豪語する医師もいます。一方で標準治療は素晴らしい治療だからやらないなんてあり得ないと思っている医師もいます。

こんなときも両方の立場で考えましょう。パパ的には両方の意見ともある程度正しいのです。ですから、こんな論争が何年も前から今に至るまで続いています。

まず、抗がん剤治療を行わずに放置した方が長生きするというひとつの理由は、抗がん剤の使い方を熟知していない医師がガイドラインだけに従って治療をしていることがあるからです。

そんな医師に任せれば抗がん剤で命がなくなる可能性があります。そうであれば、たしかに抗がん剤の治療をしない方が長生きするのです。正しい論理展開ですよね。そして、抗がん剤の治療に精通している腫瘍内科医が日本には極端に少ないと、標準治療賛成派の腫瘍内科医でさえ認めています。

もちろん抗がん剤を適正に使用すれば生存率の向上には寄与します。抗がん剤を使用した群と使用しない群をくじ引きで比較するランダム化試験で勝ち抜かないと、保険適用の抗がん剤としては認可されません。ですから御利益はあるのです。だから使用した方がいいという腫瘍内科医の意見も正しいことになります。

つまり、両方が正しいからこそ、結論が出ません。パパ的には両方の代表者なり、数人がライブで討論をすれば、面白いと思っています。それがなかなか実現しません。

極端な意見を両方考えて、自分なりの結論を用意しておくことは、これからの世の中で益々大切になると思っています。フェイクニュースとレッテルを貼るよりも、フェイクニュースだという題材を流す人と、それを否定する人の討論を聞けばよいのです。そんな機会がないときは、自分で両方の役を演じればいいのです。

国が言っていること、会社の方針、組織の伝統、上司の発言、同僚の意見、どれも間違ってい

JCOPY 88002-897

る可能性があります。**その反対の意見を自分なりに頭で用意して考えると楽しいですよ。あなたも是非、両極端な意見を持てる、そして持っている人になってください。**

第14通　激動の世界情勢と戦争

何年か前の終戦記念日に家族で靖国神社に行ったね。大鳥居を抜けて、靖国神社を横切る道路の手前で大勢の人が集まっていたので、なんとなく僕たちもペットボトルのお茶とかき氷を買って、木陰で食べましたね。するとちょうど正午の黙祷になって、僕たちはかき氷を手にしたまま黙祷をすることになりました。これから参拝すると1時間はかかるというので、諦めて靖国神社を離れ、本当に暑いなか、飯田橋駅近くまで歩いて、そして洋食屋でランチセットを食べたね。おいしかったね。

靖国神社は北の丸公園のそばにあって、飯田橋にあるパパのクリニックも近いので、ときどき遊びに行きますね。愛犬の小雪ちゃんを連れて行くときもあります。奥は犬の散歩禁止地域なので小雪ちゃんは入れませんが、手前の広いところは犬もOKですね。

靖国神社は政治的問題でいろいろと取り上げられています。もしあなたが戦争に行って、あなたとパパたちが「靖国神社で逢いましょう」と約束をしていたら、そして万が一あなたが戦死したら、パパは必ず毎年、毎月、可能なら毎日でも参拝しますよ。パパはいろいろな立場で物事を考えるのが好きなので、「靖国参拝は当然でしょう！」と思う自分と、「近くにある無宗教の千鳥ヶ淵戦没者墓苑にすればいいでしょ！」と思う自分がいるんです。鹿児島に講演に行ったとき、特攻隊の出撃基地があった場所、知覧を訪ねました。特攻平和会館で特攻隊員の若人たちの書簡を読んだときは、自然と涙があふれました。亡くなった彼らと、靖国の杜での再会を約束している人にとって、参拝は当然でしょう。**パパがいつも言っているように約束は守らないとね。**

いろいろな意見が出るときは、いずれにも正しい部分があると思っています。**僕はまだあなたがこんな話を理解できない年齢の頃から、できるだけ精一杯わかりやすく話して、一緒に考えるようにしていきました。あなたは、愛らしくかけがえないわが子ですが、独立したひとりの人格です。**特別な子育ての方針はわが家にはありません。ただ、僕は子供が自分の背中を見て育ってくれればいいと思っています。あなたには基本的になにも隠さず、ひとりの人として接していきます。死の話も子供だからといって避けることをせず、共有してきました。死はいつでも不合理に誰にでも訪れるのです。わが家では食事中でも死の話をすることはタブーではありませんね。死は穢れたものではないし、誰もが逃れることのできない通過点です。おばーちゃんが亡くなった日の夜、あなたは亡くなったおばーちゃんと一晩一緒に寝てくれました。パパが「死んだ人恐くないの?」と尋ねたら、「なんで死んだ人が恐いの? おばーちゃんでしょ」とあなたは答えました。ドライアイスで冷たくなったおばーちゃんと、本当に一晩添い寝をしてくれたのです。愛らしい優しい娘です。

晩年のおばーちゃんは認知症が進みましたね。90歳までは本当に元気で、そのまま100歳を迎えると家族の誰もが思っていました。ところがある日突然、急激に老いました。おばーちゃんは凛とした人でした。格好よく死にたいといつも話していました。でも、それは叶いませんでした。認知症で壊れながら死んでゆきましたが、幸せだったと思います。誰よりも孫が欲しかったことでしょう。結婚して子供がしばらく、いや相当長くできないパパたち夫婦に「子供はまだ?」と一度も聞きませんでした。心底、孫の顔を見たかったと思います。僕たちが諦めかけたとき、幸運にも子供を授かることができました。本当に奇蹟です。そんな奇蹟的に授かったあなたに添い寝してもらって、天国へ向かうおばーちゃんは幸せです。**子育ての方針と聞かれても、パパは答える術を持ちません。ただただ包み隠さず、自分が懸命に生きている姿を見せるしかないと思っています。**

最近は、コロナショックで世界にパラダイムシフトが起こるとあなたに話していますね。パラダイムシフトとは、従来その時代や分野において当然と考えられていた認識や思想、社会全体の価値観などが、革命的にもしくは劇的に変化することを言います。僕たちが今想像できない未来があるかもしれないということです。

戦争は悲惨です。2022年にはロシアがウクライナに侵攻しました。内戦でもめている国も多々あります。日本は、第二次世界大戦後に国土が分断されることはありませんでしたが、朝鮮半島やドイツ、そしてベトナムは戦争によって、南北や東西に分断されました。

あなたのおじーちゃんは広島の人で、兄弟はみんな原爆で死んだそうです。でもそのおじーちゃんが「原爆のお陰で日本は南北に分断されなかった」と、パパが子供の頃に、言っていたのです。その真偽は別にして、原爆で不幸な目に遭った当事者の言葉として、パパは子供ながらにびっくりしたことを覚えています。

また、おじーちゃんは、中国大陸に戦争に行ったことがあって、手首に銃弾が当たったときの傷をときどき見せてくれました。「手首に当たらなかったら、心臓に当たっていたので、お前はいなかった」と言われたときは、運命なんてそんな紙一重なんだなと、これも子供ながらに思いました。そんなおじーちゃんは靖国神社が嫌いでした。

パパは靖国神社がなくなっても、まったく問題ないと思っています。だって、いまのところ、パパには「靖国神社で逢いましょう」と約束した人はいないからね。千鳥ヶ淵戦没者墓苑があれば十分だと思っていますし、なくなれば諸外国から「A級戦犯を合祀している靖国神社に参拝するのはまかりならん」と言われることもないからね。でも「靖国神社で逢える」と国が約束して徴兵をしたなら、靖国神社がなくなっては約束が違うと困る人はいるでしょう。政治家がいろいろな事情で、靖国神社に参拝することもその立場になって考えるとわかることもあるよね。ただ、選挙の票ほしさに靖国神社に行くのであれば、ちょっと格好悪いかな。

中国政府は、日本の政治家が靖国神社に行くことをとやかく言うけれども、それは内政干渉だとパパは思っています。日本政府や諸外国が中国に対して、チベットやウイグル族の扱いに人道的な疑問を投げると、中国は内政干渉だと言って突っぱねるよね。でもそんなメッセージの応酬もまた、国家という舞台の交渉術のひとつだと思ってみると、ニュースの見方が変わりますよ。

第15通　考え方を変えよう！
ある意味、口には入るものは全部毒。運動は体に悪い。

「体に良い食品はありませんか？」とパパはよく患者さんから聞かれます。そんなときには、「今まで、たくさんの良さそうなものがメディアに登場しましたが、末永く続いているものはありますか？」と反問しています。

パパはいっそ、考え方を変えて、口に入るものは全部毒の可能性があると思った方が、健康的になるのではと考えています。

砂糖や糖質を含めて炭水化物の摂り過ぎは糖尿病になります。塩の摂り過ぎは高血圧になります。以前は卵の摂り過ぎはコレステロール血症になると言われていましたが、今は8割近くのコレステロールが体内で合成されると判明したためそんなことを言う医師は減りました。ただ、摂り過ぎは体に悪そうだとわかります。基本的に口に入るものはすべて体に悪いと思った方が幸せですよ。大切なキーワードはバランスです。特定のものだけをたくさん摂ると危険が増すのです。そんな危険を分散するために、バランス良く食べるのです。**「適切な」という文言を付加すればだれも反論はできません。その適切な量がわからないから問題なのです。**

甘いものは美味しいです。しょっぱいものも美味しいです。**美味しいものは体に悪いと思っているとと生きるのが楽ですよ。**

闘病して体重が激減しているのに、〇〇は食べないとか、××は避けていますという患者さんがいます。体重が減っているときは、どんなものでも食べればいいのです。適正体重に戻ってから「適量」を意識すればいいと思っています。

ある食材だけを多量に食べることは要注意です。何人かの患者さんはゼロリスクを求めています。生きていることがリスクの連続なのに、ゼロリスクをあまりに追及すると不幸です。

パパは交通事故で年間に死亡する人数である約３千人をひとつの目安にしています。年間３千人のリスクをゼロにしたければ、家から外にでなければいいのです。家の中にいれば交通事故死の可能性は限りなくゼロになります。でもそんなことをやっていてはつまらない人生になるので、年間３千人の死亡リスクは承知で外出しているのでしょう。

つまり、体に悪いものを避けようと思うのであれば、そしてその目的が死にたくないのなら、まず外出を控えることが最良の選択肢のひとつになります。パパはトライアスロンを始めました。トライアスロンは泳いで、自転車に乗って、そして走ります。泳ぎは結構危険で死亡することがあります。死にたくなければ、トライアスロンもやらない方がいいですね。でも楽しいから、快感があるから、達成感があるのでトライアスロンをやるのです。

危ないことが楽しいのですよ。その危なさと楽しさのバランスが大切です。リスクをゼロにすると人生の楽しさも激減すると思っています。

健康のために運動をする人がたくさんいます。これも「適切な」運動が体に良いことは直感的にも間違いありません。その「適切な」運動が個人個人で異なるのでどれを勧めればいいのかわかりかねるのです。

それを見分けるひとつの方法は心拍数です。心臓の拍動は、疲れたり、運動をやり過ぎたりするとすぐには日常の心拍数に戻りません。ですから、日頃の安静時の心拍数を知っていれば、体に負荷がかかる運動であったかがわかるのです。翌日まで心拍数が亢進していれば体に負担がある運動と思って良いでしょう。

心拍数を毎日測定することは結構健康管理に役に立ちます。日常の心拍数よりも速ければ、前日になにか体に負担がかかることをやっているのです。最近は血圧計が安価になりました。血圧の測定は朝がベストです。器械は脈拍数も計算してくれます。血圧とともに脈拍数を記載して健康管理の参考にするといいでしょう。

また呼吸数も健康のバロメーターになりますよ。浅い呼吸は不健康な証拠です。心の病のときなども浅い呼吸になります。自分の呼吸数に注意を払ってみてください。

食事でも運動でも、基本的に体に悪いと思うこと、そんな発想の転換も気楽に生きるには大切なことです。

平均寿命に近い人、すでに平均寿命を超えている人が、食べたいものがあれば、周りがとやかく言うことなく、自由にさせてあげればいいと思っています。**不自由な思いをしてちょっと長生きするよりも、好きなことをやって人生を生き抜いた方が楽しいですよね。**

ワクチンにゼロリスクを求めるのも馬鹿げています。そもそもワクチンは最初に行った種痘が、世界で最も成功した例です。１９８０年に種痘のお陰で世界保健機構は天然痘の撲滅宣言を出しました。病気の天然痘は世界からなくなりました。研究室に存在するのみです。もしもその研究室から天然痘が流出すると、現在の若い人は種痘を行っていないので、一気に世界に広がり大惨事、つまりテロをも起こすことができるのです。

天然痘は死亡率が40%で、生き残ってもあばた（痘痕）が残る厄介な病気でした。しかし、天然痘を生き延びた人は2度と感染しないとわかっていました。そこで遙か昔から、天然痘の膿を健康人に接種して、人為的に天然痘に罹患させて、免疫を獲得させる方法は世界中で行われていました。しかし、実際の種痘の病原菌を植えるため、その量の調節が困難で、死亡率が高かったのです。でも40％の死亡率と比較すれば、そんな方法もありだよねというイメージです。それを人痘と呼んでいました。

イギリスのジェンナーは牛の搾乳婦には天然痘が少ないと気がつきました。そこで、牛の天然痘である牛痘を人に植えようと思いついたのです。１７９６年に牛痘を健康人に植える人体実験が行われました。これを種痘と称しています。種痘は死亡率が格段に低く、そして強力な天然痘の発症予防作用があり、瞬く間に世界中に広がりました。１８００年代前半には日本でも既に種痘は行われています。

ワクチンは御利益と副作用のバランスで成り立っています。ですから新型コロナウイルスのワクチンにもいくらかの副反応があることは当然です。その御利益と副反応を理解して接種することを選ぶか、しないことを選ぶかは、現状はご本人に任されています。

ゼロリスクをあまりにも追及することは不利益を招きます。極論すれば、口に入るものや身体に入るものはみんな悪い可能性がある、適切な運動量の見極めは超難しい、ワクチンに副反応があるのは当然と理解して、生きていきましょう。

第16通　レジリエンス

「危ない！」と思う困難からは逃げていい。そうでないなら、立ち向かおう。

自分にとって害なことにどうやって対処するかは今後のあなたの人生でも大切なテーマです。ストレスに対する対処方法と言い換えてもＯＫです。

まず、自分の命が危ないと思うストレスからは一目散に逃げましょう。最初はわからなくても、命に関わると感じたらすぐに逃げましょう。命は大切です。せっかくパパとママの子供として天国から降りてきてくれたのですから、簡単に命は捨てないでください。

新見家は順番通り天国に逝っています。まずあなたのおじーちゃん、そしておばーちゃんです。これからは、次はパパで、そしてママ、最後にあなたが天国に逝くのが順当です。そしてできるかぎりみんな生き抜いて、そして天国に逝きましょう。でも順番は狂うこともあります。もちろんそんな運命も受け容れますが、できる限り避けてください。

もしもあなたが自分な好きなことをやって、それも危険を承知でして、先に天国に逝くことになったら、パパとママをおばーちゃんと一緒に天国で待っていてください。どうせ、人は死にます。でもできる限り長生きしてください。

さて、いろいろなストレスが自分の周囲にはあります。対応できないストレスからは我慢などせずに逃げてください。たとえば、世の中にはブラック企業があります。そんな企業で命を落とす人もいます。そんなブラック企業が存続するのは、命の危険を感じても辞めない人が多いからです。メンツや体裁などはどうでもよくて、自分の命を守るために、サッサと逃げてください。

でも、逃げるまでの危機ではないときは、ストレスに耐える努力をしてみましょう。些細なストレスからも逃げ回っていては、ストレスに超弱い人間になってしまいます。ストレスには耐える努力も必要なのです。最初は耐えられないようなストレスも、徐々に負荷をかけると耐えられるようになります。

たとえば、夏の暑さはひどいですね。でも、暑いからといって外に出ずに、家の中のクーラーがある環境だけにいては、まったく暑さに弱い人間になってしまいます。熱中症の危険があるので、みんなで注意しながら、木陰なども利用して、水を飲んで、そして活動しましょうという対応が大切です。熱中症警戒アラートが出ているときに外で活動しろとは言いません。アラート発令に及ばないくらいなら注意しながら外で活動することが、暑さに強い体と心を作るということです。**そんな復活するための力を「レジリエンス」といいます。レジリエンスを鍛えることが大切なのです。**ストレスから逃げ回っていては、レジリエンスは鍛えられません。暑さに慣れていくことを暑熱馴化とか、暑熱順応と呼びます。同じく寒さにも耐えられるようになります。徐々に鍛えることで、相当の寒さにも耐えられるようになるということです。それを寒冷馴化とか寒冷順応と呼びます。

しかし人にはそれぞれ順応しやすい人と、できにくい人がいることも、覚えておいてください。自分ができたから人もできると思うのは、正しくないこともあります。また、あの人ができたのだから自分もできるだろうと思い込むと失敗することがあります。個人個人はそれぞれの特性を持っているので、つまり個性があるので異なるのです。自分の体を自分のペースで鍛えることが大切です。また、人の上に立つのなら、各個人は異なるとしっかりと肝に銘じて、訓練を課さないとダメですよ。

パパはレジリエンスが大切だと思っています。最近は、危険から逃げることばかりがもてはやされます。そして親も子供にレジリエンスを要求していません。子供がやりたくないと言えばやらせないのではレジリエンスは鍛えられないのです。

甘いものが好きだから甘いものしか食べさせません、という親もいます。フライドポテトしか食べないのでフライドポテトしか食べさせません、という親もいます。親はいろいろなものを子供に食べさせる義務があると、パパは思っています。

パパはよくあなたに言っていましたね、「嫌いでも1口でいいから食べなさい！」と。**好き嫌いがあることは、それも個性ですからいいのです。その個性を十分に斟酌しつつ、1口でも嫌いなものを食べさせる努力が大切です。**子供はいろいろなものを食べて、栄養のバランスを保ちます。そのバランスは精神面にも影響を与えます。偏った食事の子は精神的にもろい子が多いのです。レジリエンスに欠ける子と言ってもいいでしょう。

好き嫌いは当然あっても、嫌いなものも食べる努力を課しましょう。将来、どんなところで働くかわかりません。どんな国で働くかもわかりません。食のわがままが言えない場所で働けない人間になってしまいます。ただし、正真正銘のアレルギーはもちろん別です。

レジリエンスはいろいろなところで応用可能です。勉強でも最初は長く机に向かっていることはできないでしょう。でもだんだんと続けているうちに、長い時間勉強できるようになります。それも勉強時間に対するレジリエンスです。

体力もレジリエンスです。運動のやり過ぎは身体に悪いこともあります。しかし、自分のそのときの限界を超えて運動をやりきることは達成感に繋がり、レジリエンスを獲得する練習には最適なのです。

心のレジリエンスも必要です。嫌な人と一緒にいることも実はレジリエンスで解決できることがあります。上手に人間関係を保ったり、先方の良いところを発掘したり、そんな工夫で、**直感で面倒だと思った人が、最良のパートナーになることもあります。**

空腹に耐えるのも実はよいレジリエンスの練習です。空腹を覚えると、それは低血糖のサインなので、食べたい欲求が生じます。ここで食べれば、空腹は回避されます。そこで食べ過ぎると、余ったエネルギーは脂肪として貯えられます。そして、次に空腹を覚えて、また食べ過ぎると脂肪が蓄積するのです。脂肪を燃やす訓練がときどき必要なのです。つまり空腹を感じても、そこで食べない訓練をするのです。そうすると体は貯えた脂肪を燃やす努力をします。ときには1食抜いてみるのも健康にはいいのです。脂肪を燃やせる人は、ちょっと低血糖の症状を感じますが、すぐに脂肪を燃やすシステムを起動することができるのです。

最初は空腹を感じても10分は食べない、次は20分、そして30分と伸ばしていけばいいのです。いずれ1食抜けるようになります。そして脂肪燃焼システムが完璧になれば、1日1食でも仕事の能率が落ちなくなります。1日何食が健康かと聞かれることがありますが、健康な人は1日1食でも活動力が低下しないのです。週末などにプチ断食をして脂肪燃焼システムを鍛えることもいいでしょう。これもあまり極端な挑戦は不幸になります。ぼつぼつとハードルを上げていけばいいのです。レジリエンスは少しずつ鍛えるものであって、突然に鍛えようと思っても上手くいきません。

自分が壊れてしまうようなストレスからは逃げましょう。そんな危険なストレスを感じ取ることも生き抜くためには必要な智慧です。そして対応できると思えば、そのストレスに対するレジリエンスを鍛えましょう。**立ち向かわなければ、永遠にそのストレスから逃げ回ることになります。**

人の一生にはいろいろなストレスが襲来します。個人個人には個性があり、それぞれのストレスへの強さもいろいろ、レジリエンスの向上の速度もいろいろです。でも、レジリエンスという概念を知っていると、鍛えようと思えるのです。逃げ回ってばかりではダメですよ。

第17通　トライアスロンへの挑戦

漢方の師匠である松田邦夫先生のクリニックに最初に伺ったとき、言われたことは、「漢方だけでは治りません」という衝撃的なご意見でした。それは、養生がとても大切ですということです。養生とは日常生活に注意を払うということと、パパは理解しています。そのなかでも「運動をしなさい」と言われました。松田邦夫先生は、当時は週に数回トレーニングジムで運動をしていました。毎月100キロ走ることが目標で、水泳もコーチについて習っているというのです。漢方の勉強に伺ったつもりが、むしろ走り方とか、泳ぎ方とかのお話がその頃は多かったです。

松田邦夫先生には今日まで本当にお世話になっています。先生の奥様があなたと同じく巨人ファンということで、東京ドームの巨人戦にご招待したり、那須の温泉に泊まって頂いたりしました。そんなときに、あなたは上手にご挨拶をしてくれました。昔からパパが接する知人や友人に会わせているので、あなたは大人の会話ができますね。それは凄いと思っています。

パパは小学校の頃、頻回に中耳炎を患って、当時は水泳禁止とされていたのです。みんなが水泳をしているときには、体育館で他の運動をしていました。だからパパはずっとカナヅチでした。犬かきのような泳ぎでなんとかプールの片道ぐらいは必死の努力で泳げましたが、本当に必死で溺れそうになりながら進む感じです。結論としてはちゃんと泳げていないのです。だから泳ぎは当然に嫌いで、自分のなかではネガティブな思いがあったのです。

あなたにはそんな思いをさせたくなかったので、あなたは1歳になる前からママとプールに行っています。ママがあなたを支えながら、コーチの先生のかけ声に合わせて水に入れると、ちゃんと息を止めて溺れないのですよ。そしてコーチの先生があなたを抱いて水に入れて、勢いを付けて投げ出すように、ママの方に向けて手を離すと、なんと泳ぐのですよね。ときどき、見学に行くと本当に不思議でした。そんなあなたを見ていて羨ましいと思ったものです。

さて、松田邦夫先生のお話から、パパは筋肉トレーニングを始めました。しっかりコーチに付いて運動を始めました。50歳のときですね。やがてパパが仕事で名古屋に行ったときに、あなたもママと一緒に来てくれて、ホテルのプールに行きました。パパはちゃんと泳げないので、あなたの保護者としてプールに入りました。ところがあなたは、パパに向かって「水の底に沈んで」と言います。確かに息を全部吐き出すと体は沈むのですね。水が嫌いなパパでしたが、あなたに言われていろいろと遊びましたね。そして、最後に「一緒に泳ごうよ！」と誘われました。そのときあなたはもう、バタフライも含めて4泳法がすべて泳げましたね。あなたに勧められて、そして松田邦夫先生の教えも加味されて、パパはちょっと本気で水泳を習おうと決めたのです。**決めるとすぐに行動するのがパパの性格です。しっかりとコーチに習いました。いろいろとネットでも勉強しましたよ。**そのなかであるスクールが目に留まりました。小さなプールで泳ぐのですが、前方から水流が出て、それに向かって泳ぐので同じ場所で泳ぎ続けられる仕組みなのです。その小さなプールにはカメラが数台付いていて、自分の泳ぎをすぐに見ることができます。最初のビデオは衝撃的で、ほとんど溺れるように泳いでいる自分がいました。でもそのスクールのお陰で、みるみる上達しました。

パパは運がいいでしょう。ちょうど、自宅のそばのフィットネスクラブにプールがあって、なんとそこでは週2回早朝からトライアスロンのスクールをやっていました。そのスクールでの練習は今でも続いています。

さらに、あなたが知っているように凝り性なパパでしょう。泳げるようになると本当に楽しいよね。泳ぎは練習すると以前の自分より確実に上達します。泳げる距離がどんどんと長くなり、そしてついに泳ぎが苦ではなくなりました。せっかく、有酸素運動を始めたのだから、ランニングもやってみようと思いました。自転車にも乗ってみようと思ったのです。その延長にトライアスロンがあって、あなたも小学生時代は、一緒にトライアスロンの練習や競技に参加してくれました。ツインリンクもてぎ（現・モビリティリゾートもてぎ）というバイクのサーキットで一緒に自転車のレースに出場したり、高原山のトライアスロンを一緒に完走したりしたのは、良い思い出です。

いろいろな大会に挑戦して完走して、パパとママとあなたで手を繋いでゴールした写真が家にありますが、懐かしい思い出ですね。あなたも、佐渡のジュニアトライアスロンに出場して完走しましたね。

50歳以前は水が大嫌い、人生後半は水が大好き、そんな人生をいきいきと生きますよ。パパのゼロからの挑戦を応援してくれてありがとう。あなたも本気で勉強する年齢になりましたが、でもパパはあなたに勉強しろとは言いたくないのです。**それよりもゼロからなにかを達成した自分の姿を見せる方が、放っておいても自然と勉強するのではと思っています。親がなんの努力もしないで、口だけで勉強しろと叱責しても、やる気は起きないでしょう。**

パパがなにかに挑戦する姿を見せたかったのです。勉強はなにかを学習する方法も学んでいるのです。どれにも通じると思うのですよ。

ほぼカナヅチから、そして運動をまったくやっていなかった50歳が、日本最長のトライアスロン（スイム3.8キロ、自転車190キロ、フルマラソン42キロ）を完走できたのも、あなたの応援のお陰ですよ。努力すれば報われると思っています。パパの努力の姿も参考に、自分の人生を自分の足で歩んでね。

最後に余談だけど、パパに筋肉トレーニングを教えてくれたコーチは、パパの大学院生の女医さんと結婚しました。パパが特別に出会いをセットアップしたわけではありません。運動と医療の話を聞きたいと彼が訪ねて来たところに、その女医さんがいて、意気投合したようです。ふたりの出会いもパパがトライアスロンを始めたからだよね。結局は運と縁の連続で人生は繋がって

JCOPY 88002-897

いくのだと思っています。

第18通　殺してやりたい！　そう思ったときは？

パパは医者でしょう。外科医から始まって、セカンドオピニオンをやって、漢方の専門家になって、いまはいろいろな人を拝見しています。クリニックを開業してからは、ひとりの患者さんに十分な時間をかけてお話を聞くことができます。

患者さんの何人かはストレスで症状が悪化しています。パパが出す漢方薬で楽になっていると言われることもありますが、他では語れない話をパパとすることで、ストレスから少々解放されて、症状が凄く楽になっているのだと感じることが多々あります。

新型コロナウイルス感染症の流行で、在宅勤務が増えたようです。在宅の仕事が超ラッキーと思える人と、むしろちょっと困ると感じる人がいます。また、自分は自宅が大好きだけれども、パートナー（ご主人や奥さんね）と一緒にいることが苦痛だという人もいます。

新型コロナウイルス感染症の流行にかかわらず、パートナーとの関係がよろしくない夫婦は実は結構多いと思っています。微妙な距離感でなんとか心の均衡を保っていたのに、予想以上にたくさんの時間一緒にいることになって、苦痛を覚えた人もいます。

症状の原因がストレスで、ストレスの原因がご主人であることが結構多いのです。短い診療時間では患者さんの心の内にまで入ることは難しいのですが、30分とか1時間お話をうかがうと、患者さんの本当の苦痛がわかってくるのです。

医者の外来は、特にパパの外来は、アートだと自分では思っています。外科医だけやっていたときは、まったくそんなことを思ったことはありません。外科医としてのパパは上手に手術が終了することを目標に鍛錬を積んできたし、同僚にもそんなことを指導していました。

漢方を始めてからは、漢方薬を道具として利用しながら、話術も含めて、外来で患者さんに寄り添ってあげる、そして西洋医学だけでは治らない人を楽にしてあげることが仕事になっています。そんな外来の智慧をまとめた『じゃあ、死にますか？　リラックス外来トーク術』（新興医学出版社）という本があります。大学にいる頃は、よく僕の外来の見学に来る先生がいました。そんな先生はパパの本を読んでいます。彼達から、彼女達から、「本当に、『じゃあ、死にますか？』とか話しているんですね。でも患者さん、喜んで帰りますね」とビックリされることが少なくありませんでした。

患者さんに寄り添って、ちょっと危険な言葉を投げてもトラブルにはならないのです。信頼関係ができていないのに、突然「じゃあ、死にますか?」と言われたら、驚くし、その後の信頼関係は地に落ちますよね。でも、外科医のみの立場ではできなかったことが、漢方を手にして、そして人生の経験を積んで、できるようになりました。

「あなたの症状、ご主人が死んだら楽になるじゃありませんか?」と直球を投げることもあります。先日の患者さんの答えは、「そうなんです。この前は主人の藁人形を作っている夢を見ました」というお返事でした。ちなみに藁人形は、昔は死者と一緒に埋葬したもので、厄除けの意味があったらしいのです。その藁人形を憎い相手に見立てて釘を打ち込むと呪いが伝わるという風習で、丑《うし》の刻《こく》参りと言われているそうです。その患者さんは、ご主人に見立てた藁人形を作っている夢を見たのです。

そんなときにパパは、「藁人形を作るよりも、いっそご主人、殺してしまえばどうですか?」ととんでもない文言を投げることもあります。でもね、大体の反応は、「亭主が死ぬと困るんです。しっかり稼いでくれてるし……」という言葉が続くのです。

「そうなら、ご主人をお財布と思って大切にしたらどうですか?」と続けることもあります。「そうですね。確かに。ちょっと大切にしてみます」となることもあります。

そんな会話を診療時間に挟んであげると患者さんは、「先生の所にくると、元気をもらって帰れます」と言い残して嬉しそうに帰ります。

そんな言葉のキャッチボールをパパは外来でしています。**言葉は本当に凶器にも特効薬にもなるのです。あなたも言葉の力を使えるようになってください。すぐにはできませんが、いろいろな場面でしっかり話す訓練を積むとボツボツとできるようになりますよ。**

・結婚するとまったく別の人格のふたりが一緒に住むので、いろいろな軋轢が生じるのです。パパが外科医の頃はほとんど家にいなかったけれども、最近はママと一緒にクリニックをやっているから、相当の時間を一緒に過ごしていますね。幸い、ママはパパの藁人形を作ってはいないと思うけれども、夫婦だからといって、常時仲良しなわけではありません。

さて日常会話で「いっそ、殺してしまいたいと思う」という発言は、とっても怒っていますと同義語で本当に殺したいとは思っていません。

ただ、人生が長くなると、本当に殺したいと思うこともありますよ。パパも2回ぐらいあったかな。

ひとつ目は、おじーちゃんの血筋の人から恐喝もどきに金銭を要求されたことね。あなたはまだ小さかったけれども、おじーちゃんが亡くなったあとの出来事だったねえ。配達証明で恐喝ま

JCOPY 88002-897

がいの金銭要求の手紙が来ます。郵便屋さんがバイクで届けるから、頻回にそんな配達証明が届くと、郵便屋さんのバイクを見る度にドキドキするんだよね。

でも、パパは逆境をプラスにするタイプでしょう。そこで、法律の勉強を始めたのです。まだ、ネットで大容量の動画が配信できる時代ではなかったので、伊藤塾という司法試験予備校のDVD教材で勉強しました。毎朝起きて仕事前の3時間ぐらい勉強しました。1年間と期限を決めてね。司法試験に通ることが目的ではないので1年と決めたのです。憲法の講義は特に面白かった。刑法、民法と勉強して、刑事訴訟法と民事訴訟法はさらっと聞いて1年間が終わりました。そんな勉強をしたので、法律の仕組みがわかり、その智慧が今はすごく役立っています。恐喝まがいの相手とは、弁護士の先生が入ってことを進めましたが、先方はその弁護士の先生に1度も会うこともなく、ただただ、書面での恐喝を繰り返し、やがて立ち消えになりました。

でもね、郵便屋さんのバイクを見てドキドキしているときは本当に「こいつ殺してしまいたい」と思いましたよ。でも時間が経つとそんな怒りも収まりますね。

もうひとつは、三顧の礼で病院の再建を頼まれて、万難を排して応援したのに、すべてが罠だったという事件ですね。これもいろいろと因縁を付けて相当額の支払を要求されたりしました。罠にはまったと気づいたときには、本当に殺してやりたいと思いましたよ。ただね、この一件も凄く勉強になって、世の中はいろいろな力で人や組織が動くということを知りました。還暦近くまで生きても垣間見られなかったかもしれない世界を知ることができて、本当に勉強になりました。こんなことが起こってもあまり動じないのは、以前に法律の勉強をしていたことが大きいですね。

結局、長く生きていると、冗談で「いっそ、殺してやりたい！」と思う人は少なからずいて、また本当に「殺してやりたい！」とある時点では思う人がゼロではなくて、でも、幸い人殺しをせずに生きているといった感じかな。

時間が経つと、恨みは軽くなるし、先方にも事情があることでしょう……、なんて考えるとどうでもよくなることが多いですよ。

あなたの今後の人生で、何回人を殺したいと思うかはわかりません。そんなときは、ちょっと耐えて、時間をおいて、そして本当に殺したいか考えてね。

第19通　大谷翔平　パパの大好きな人だよ

あなたが中学校に入学したときに、お祝いの希望を聞いたら、「野球場に行って、野球が見たい！」と言いましたね。

あなたの子供の頃から、パパは朝起きると、NHKの大リーグ中継をサブチャンネルの英語で流しながら、原稿を書いていました。2013年にイグノーベル医学賞を受賞し、ハーバード大学での授賞式と、翌々日のマサチューセッツ工科大学での講演の間が丸1日空いていたので、ボストンのフェンウェイパークに小学生だったあなたも連れて野球を見に行きました。パパはいつもあなたもそう思っているように運がいいでしょう。ちょうどその日は、ボストンレッドソックス対ニューヨークヤンキースの伝統の一戦がありました。日本だと巨人対阪神戦という感じですね。そしてさらに運が良いことに、当時の日本人プレーヤーがたくさん出ました。ニューヨークヤンキースは黒田博樹選手が先発、そしてイチロー選手がライト。ボストンレッドソックスは田澤純一選手が中継ぎで、最後は上原浩治選手が抑えで登場しました。にわか雨が試合前に降って、中止になるかとおもったけれども、中止にならなかったね。

小学生の頃、あなたはそれほど野球には興味がなかったでしょう。でも、中学生になって日本でも野球が見たかったんだね。早速、東京ドームのチケットを手に入れて、家族で野球観戦に行きました。その後は東京ドームにちょくちょく行くようになり、そんな時期にパパは当時日本ハムの大谷翔平選手を知りました。日本のプロ野球では誰もやったことがない投手と打者の二刀流をやっているのです。でも高校野球では普通に見る姿ですね。

パパは前からレアな存在が大好きでしょう。人がやっていないことに凄く興味があるんです。そして自分で人がやっていない領域を開拓してきたでしょう。そんな思いも重なって、一瞬で大谷翔平選手のファンになりました。

巨人対日本ハムの交流戦も見に行って、当時の大谷選手による最速163キロの投球も見ました。その後は、講演や出張を依頼されると、可能なら日本ハムの試合がある日と場所に調節して、できる限り彼の生の姿を見ていました。「両親になにかあったら行け」と、おばーちゃんから言われていた福岡のお寺にお礼を兼ねて伺ったあとも福岡ドームで日本ハムの試合を見に行きました。「一番、ピッチャー、大谷」とアナウンスされ、直後に彼は初球をホームランしましたよ。

誰もやらないことは、格好良いよね。偉そうな元プロ野球の選手で解説者のオジさんの何人かは、「バッターかピッチャーかを選んだ方が、成績も上がるし、長く活躍できるし、年俸も上がる」とか言っていました。そんな周囲の雑音にとらわれず、自分がやりたいことに突き進む彼が大好きですよ。

そして彼を支えた日本ハムファイターズと栗山英樹監督は凄いよね。**ひとりではなかなか夢は叶えられないでしょう。応援団がいてくれるのが大事なんだよね。**大谷翔平選手のご両親が一番の応援団で、また高校の先生とかいろいろな人が彼の夢を叶えるために陰に日向に応援してくれているんだよ。

大リーグ挑戦を表明したときも、あと何年か日本にいてから大リーグに移籍すれば巨額な契約金を手にできたのに、大リーグで二刀流をやるのが夢だから、契約金の額は無関係に自分の夢である二刀流を叶えてくれるロサンゼルスエンゼルスを選んだよね。

パパもいろいろと人とは違ったことをやってきてるけど、やっぱりエネルギーが必要なんだよね。そんなときに大谷翔平選手を見ていると力をもらえるのです。だから、彼が大リーグに行った1年目は4回も週末にロサンゼルスに行って、生で彼の勇姿を見ました。ちょうどアメリカの病院視察の仕事があったので、それをロサンゼルスにして仕事を兼ね、ちょうどエンゼルスの試合がある日に合わせて、仕事を組んだのです。夜は仕事がないから、毎日野球を見ていました。でもあなたから見れば、遊びに行っているようなものですね。

渡米した4回のうちの1回は彼が故障して出場しないとわかっていたけれども、試合を見に行きました。ベンチにいる彼を見ているだけで力をもらえたのです。今のように大ブレークする前だから、アナハイムのエンゼルスタジアムを訪れる日本人も少なくて、パパはひとりでジャケットを着て、バックネット裏とか三塁ベンチのすぐそばで観戦していたから、観客に、「あなたは大谷翔平のお父さんですか?」と何回も声をかけられました。良い思い出ですよ。「僕もそう願うけど、ただの熱烈なファンですよ」と答えていました。

その後に彼は大きな肘の手術をしましたが、復活して大活躍ですね。今後どうなるかはわかりません。でもレアな存在を目指す彼をいつまでも応援していこうと思うし、彼からもらう力で、僕もますますレアな存在になりたいと願っています。

1990年代に外科医で移植免疫学を勉強している人は本当に少なかったんです。そのためにオックスフォードに留学した人も先人には皆無で、パパがレアな存在でした。帰国後、大学でセカンドオピニオンを保険診療で始めたのもパパが最初でした。漢方の有効性に気がついて、モダン・カンポウと称して啓蒙しています。それもレアな存在でした。

多くの人は、パパが古典的な漢方医の重鎮達から潰されると危惧していたんです。でも、パパはまったく邪魔されませんでした。それは大谷翔平選手に栗山英樹監督がいたように、パパには松田邦夫先生がいてくれたからですよ。松田邦夫先生は「いろいろな漢方があって良い」と常日頃仰っていました。本当に漢方に造詣が深く、松田邦夫先生が日本一の古典的な知識も持った漢方医だと僕は思っています。そんな重鎮のなかの重鎮の先生が、パパが書いたたくさんの書籍の巻頭言を書いてくれています。だから、ほかの重鎮の先生方にとって面白くないことがあっても、松田邦夫先生のお墨付きの上で書いていることなので誰も文句が言えなかったのです。最初のモダン・カンポウの書籍を出版してから数年経って、パパが生き残っているのを知った、他の先生方も漢方理論なし、漢方診療なしで処方する方法を本に書き始めました。パパは運が良いでしょう。

今でも大谷翔平選手のようにレアな存在を目指していますよ。ただ、最近は人がレアな存在になるのを応援するのも楽しいし、そしてそれも向いているのです。同級生の応援にパパが奮闘しているのをあなたも知っているでしょう。栗山英樹監督や松田邦夫先生のようなサポーターの役をやっているのです。

あなたも、人の批判や、今までの常識、慣例などにとらわれずに好きなことをやってください。レアな存在は楽しいけれども、無理にそれを目指す必要もありません。でも、機会があればそうなりたいと思っていないと、そんなチャンスは通り過ぎてしまうのです。偶然の出会いや運が重なっていろいろなことが起こるからこそ、そのなかでのチャンスを生かす能力を磨いてくださいね。まずいろいろなことに興味を持つことです。そして他人の評価を恐れないことね。**レアな存在となるには人には見えないところで努力することも必要です。**先人がやったことは、まずそのマネをすればいいけれども、マネをする対象がないから、自分で試行錯誤をするしかないですね。でもそんなパパをあなたは見ているから、試行錯誤も楽しめると思います。

人生は1回です。たくさんワクワクすることをやってください。いつもパパとママは応援していますよ。そしておばーちゃんと一緒にお祈りしているよ。あなたに素晴らしい出会いがたくさん起こることをね。頑張れ！

第20通　ちょっとビジネスのお話　顧客提供価値×持続的競争優位性

経営大学院でＭＢＡの講義をしている立場からちょっと書きますね。生きていく上でお金はほどほどにあれば十分です。でも、なにかビジネスを始めようと思ったら、資金が必要になります。ある程度のお金ならパパが貸してあげます。でもそれ以上が必要になれば、外からお金を借りるのです。通常は銀行が貸してくれますが、その金額はあなたの信用度で大きく異なります。昔は、

JCOPY 88002-897

借金はしないほうがいいと思っていましたが、今はどれだけの借金をできるかが、その人の能力のひとつだと思うようになりました。そしてお金を貸してくれる人脈を持っていることも大切です。ただ、最近はアイディアがよければクラウドファンディングといって、一般の人達から資金調達する方法も普及しています。お金を借りる方法も進化しています。

将来就職するところが副業を認めてくれるのなら、自分の会社を持っておくことはとてもいいと思っています。昔は資本金が1千万円必要でしたが、今はそんな制約もなくなりました。生き甲斐を探すことが大切です。なにかを解決するために、ビジネスを起こすことはとてもいいと思っています。しかしビジネスはお金が回り続けないと継続できません。

知っておいてもらいたいことは、ビジネスが生き残るには、顧客提供価値と持続的競争優位性のかけ算が重要ということです。顧客提供価値とは、お客さんにどんなメリットを提供できるかということです。そして持続的競争優位性とは、誰かが真似ようと思っても真似られないことです。このふたつを揃えていれば、そのビジネスは継続可能です。

大きな組織の歯車であることに生き甲斐を見つけられれば、それも悪くありません。しかし、自分で会社を持って、そこで生き甲斐を持てる事業を展開することもひとつの生き方です。もしも自分で事業をしたいと思ったときには、顧客提供価値と持続的競争優位性のかけ算をいつも頭に入れておきなさい。

時代の変化は加速度的に速くなっています。人生の先輩の箴言に従っていれば成功の道を歩める時代は終焉です。変化に対応できる人や組織や会社が生き残ります。あなたが生きるのは面白い時代です。下剋上が普通に起こる時代です。一生をかけて、ひとつの仕事をやり遂げる人は少数になります。そんな時代に自分の会社を持って、いろいろな問題を解決することも生き甲斐に繋がりますよ。

第21通　パパの次の挑戦　世界初の抗がんエビデンスを得たファイア

パパの新しい挑戦の話をします。パパが漢方を勉強して良かったと思うことのひとつは松田邦夫先生との出会いです。漢方と人生を教えてもらっています。そしてもうひとつが、ファイアという生薬との出会いです。パパとママが毎朝飲んでいるものです。

漢方薬にはエビデンスがないのです。というかエビデンスレベルが低いのです。エビデンスとは証拠と訳されるけれども、どれほどその薬の効能に説得力があるかということです。ざっくり説明すると、5つに分類できます。人ではない動物（マウスなど）に投与して効いたとか、シャーレの実験で有効だった、が1番下のレベル。そして人に投与して効いた例がある、が下から2番目。そして昔のカルテを調べるとその薬を投与した多くの人で有効だった、が真ん中、つまり下から3番目で上から3番目。次はこれから薬剤と投与する人と投与しない人を本人の希望に沿って分けて、後から比べたら薬剤を投与されていた人のほうが効いていた、これが上から2番目。そして1番説得力があるのは、これから薬を飲む人と飲まない人を較べるための群を、くじ引きで決めるものです。

まず動物やシャーレの実験は、本当に人間に役立つか不明ということです。でもこれは将来薬になるかの当たりをつけるにはとても大切です。だからエビデンスレベルは一番下で上から5番目です。次は動物ではなく人で実際に効きましたという経験談です。ただこれは本当にその薬が効いたのか、他の影響はないのか、時間経過でも勝手に治ったのではとかいろいろな他の可能性を排除しないとわかりません。しかし、こんな症例報告も将来の薬を探すには大切です。だからエビデンスレベルは上から4番目。そして、そんなに人に良さそうなら、いままでのデータをたくさん調べてみようと思い立って、過去のデータから、この薬剤はたくさんの人に有効かとどうかを、この薬を使用しなかった人と較べます。「過去」をデータを顧みるから上から3番目です。

そして今度はこれから臨床研究をセットアップして調べましょうという段階になります。そして薬を使う群と使わない群に分けて、「将来」どうなるかをハラハラしながら見守ります。極めてフェアに映りますが、患者さんも評価する医療サイドも、この薬は効くから使っているという思い込みが入るのです。そんな思い込みをバイアスと言います。バイアスの存在を否定できないので上から2番目なのです。思い込みを否定するには、薬剤使う人と使わない人をくじ引きで分けます。これでバイアスがなくなるので最良の臨床試験になります。ただ、使用したかどうかがわかってしまうので、本物か偽物か患者さんも医療サイドもわからないように、本物そっくりの偽薬を作って投与する群を設けるのが1番のなかでも1番です。

漢方薬は経験の集積なので、過去に多くの人が使って効いているという実績、つまりエビデンスレベル的には3番目なのです。がんで困っている人がたくさんパパの外来を訪れて、「漢方でがんに有効なものはありませんか?」と尋ねます。そんなときに、「元気がでる漢方はありますから、それを併用しましょう」と勧めていました。漢方薬の効能にも「体力増強」があります。でもエビデンスレベルは3番目なのです。そこでエビデンスレベルが1番のものをずっと探していました。

それがみつかりました。フアイアという生薬です。以前からパパはがんの患者さんに使ってい

JCOPY 88002-897

ましたが、エビデンスレベルは他の漢方薬と同じで3番目でした。ところが2018年に超一流の英文誌「GUT」にエビデンスレベルで最良の臨床試験が掲載されました。がんの手術後の生存率で長生きが証明されました。また副作用は稀に起こる軽い下痢のみです。こんな魔法のような生薬を啓蒙普及させようと、今は頑張っています。

このファイアは免疫力を上げます。少し前までは「免疫力を上げる」という文言はNGでした。パパはオックスフォードで移植免疫学を学んで医学博士号を取ったから、当然に「免疫力を上げる生薬」は怪しいと思ったのです。ところが免疫チェックポイント阻害薬というもので、本庶佑先生が2018年にノーベル賞に輝きました。その免疫チェックポイント阻害薬は、免疫のブレーキを外すのです。ですから、免疫力が上がる薬剤なのです。この薬剤の登場で、NHKも「免疫力を上げる」という言葉を使うようになりました。ファイアは生薬で免疫チェックポイント阻害薬と同じように免疫力を上げるのです。そして免疫チェックポイント阻害薬は一方的に免疫力を上げますが、ファイアは免疫を中庸に保つ作用があります。下がっている免疫は上げて、亢進している免疫は下げます。これはファイアが生薬で多成分から構成されているのでできる離れ業です。だからパパもママの新型コロナウイルス感染症の予防も兼ねて、免疫力を適度に保つために毎朝ファイアを飲んでいます。

そして日本ファイア研究会も立ち上げました。そこには著名な医師が並んでいます。パパがお願いすると皆「先生は嘘を言わないし、先生のためならＯＫです」と言って、応援してくれています。無形の財産の人脈に助けられています。

パパの新しい挑戦です。そのために新見正則医院を開業しました。**パパは新しいものが好きで、ちょっと踏み外すのも好きで、レアな存在が大好きです。人の役に立つことを世に広めるのがパパの生き甲斐です。**ファイアはやっぱり効いています。もっともっとがんの患者さんに使ってもらいたいと思っています。

生き甲斐は大切ですよ。そのために生きることが幸せと思っています。

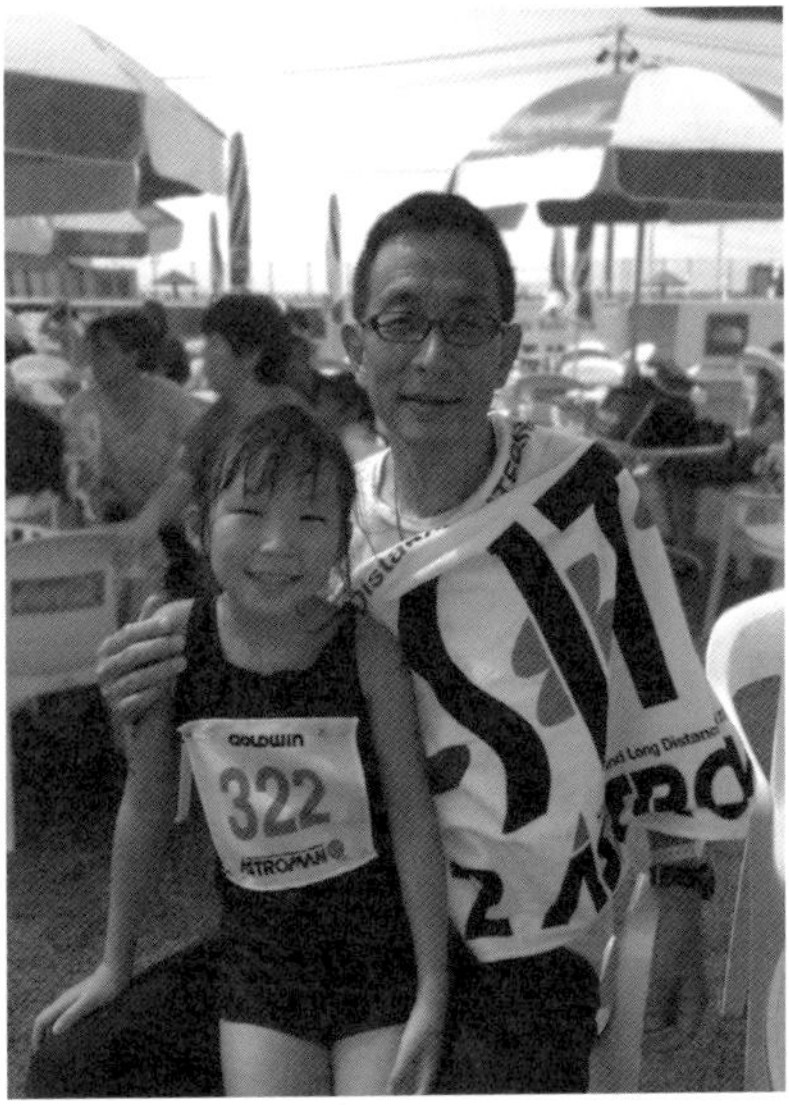

佐渡ジュニアトライアスロン完走後
日本最長（236km）の佐渡国際トライアスロン
Aタイプ前日（2012年9月1日）

娘へのエール

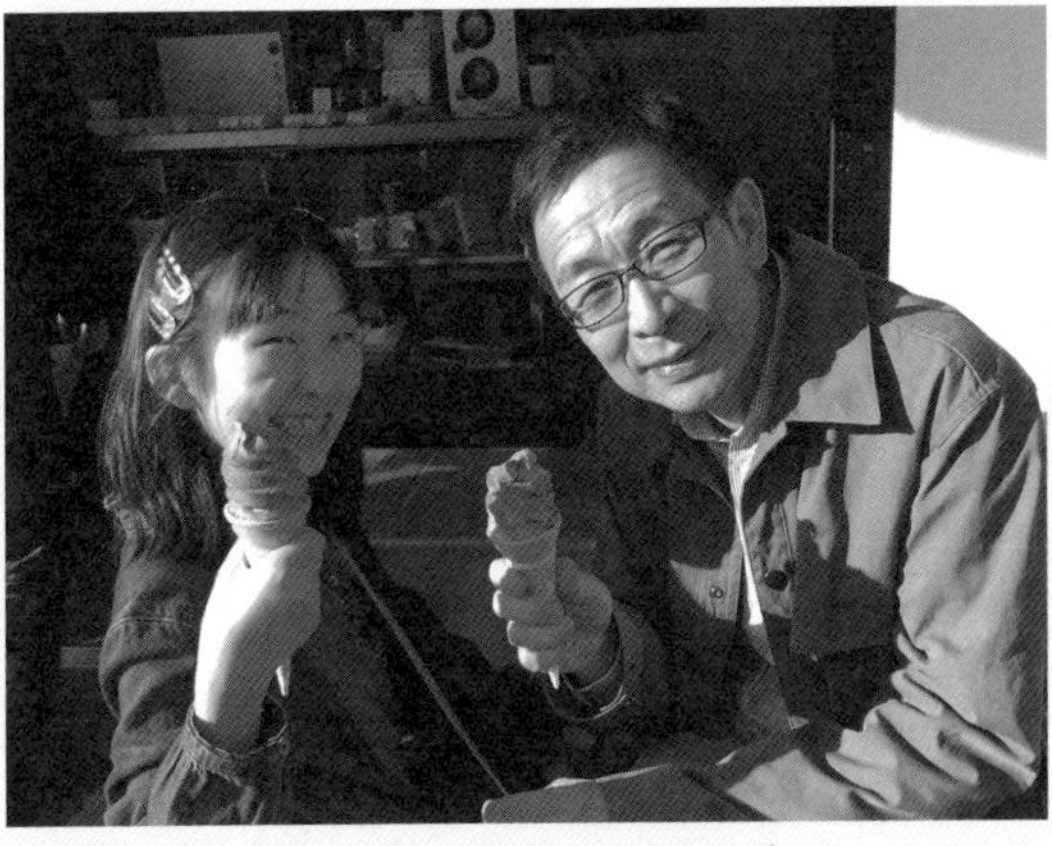

京都　平等院前（2015年4月25日）

第22通　ひとり娘誕生

パパとママが結婚したのは1992年です。1993年からイギリスのオックスフォードに留学しました。まずは勉強に集中したかったので、子供がほしいと思い出したのは、帰国する前年の1997年頃からですね。あなたは2003年生まれですから、望んでから約5年間は子供ができませんでした。子供ができないなら、子供がいなくても楽しく過ごそうと思っていました。あなたが生まれてくれてもちろんすごく楽しいけれども、子供がほしくてもできない人は、実は少なからずいます。パパ達も「子供はまだ？」と言われることがあったね。特にまったくの他人から。おばーちゃんは子供のことはまったく尋ねなかったね。本当は心からあなたの誕生を待っていたんだろうけれども、気を遣ってくれたのかな。本当に感謝だね。子供がほしい夫婦に、「子供はまだ？」って聞いたって、なんの発展にもならないよね。その夫婦が一番子供をほしがっているのに、「まだ？」って聞かれても返答に困るよね。

2003年2月ぐらいにあなたの存在がわかりました。ママも若くなかったから、ダウン症候群の赤ちゃんが生まれる可能性が少なくない。だから赤ちゃんがダウン症かどうかわかる羊水検査をするかと産科の先生に訊かれました。パパもママも必要なしと即答したんだよ。仮にあなたがダウン症でも必ず育てようと思ったからね。あなたを愛しているので、あなたのすべてを愛しているから。障害があっても、中絶をしようとはまったく思いませんでした。

ママはすごいつわりで、あなたを妊娠してから毎日が辛そうだったよ。あまりひどいので1度入院して胃カメラもしたんだよ。出産間際までつわりが続いて、自然分娩する力もなく、帝王切開でした。もうひとりほしいと思ったけれど、ママのあのつわりをみていると無理だね。あなたひとりを授かって本当に幸せです。今は犬の小雪もいるしね。

こうして2003年10月から親になりました。ママとは夫婦ふたりの期間が長かったから、そしてイギリスに5年もいたから、たくさんの話をしたよ。子供ができたことをきっかけに結婚するのも悪くはないけれど、パパとママみたいに、親になる前に、夫婦の時間がある程度あることはお互いに良いことだと感じるよ。日々成長していくあなたを見ていると毎日が感動だね。力ももらうし、嫌なことも忘れるし、本当に宝物です。

さて、オックスフォードから帰国した頃に話を戻します。パパは当然に実験を続けたいと思いました。でも土台は皆無です。帰国して直後は臨床でもやることはほとんどなく、まず研究室の土台作りから始めました。幸い、パパの勤める大学は研究をする人が少なく、部屋は空いていました。麻雀台があり、やまほどビデオが積んであり、そしてほこりだらけでした。その部屋をき

JCOPY 88002-897

れいに整頓し、そして研究室作りです。

しかしお金がありません。ひたすら助成金に応募しましたが、まったく採択されずに苦労しました。そこでなんのご縁もないのに順天堂大学の奥村康先生を訪ね、これこれこんなことをしているので援助してもらいたいとお願いに行ったのです。まずセミナーで話をして、そして決めましょうと言われ、一生懸命に講演をして、そして援助していただきました。最初は手術用顕微鏡を購入し、そしてぼつぼつと研究室らしく整えていきました。その関係は今でも続いているのです。**人に恵まれて、ただそれだけで今がある感じですね。パパは人には本当に恵まれているんだよ。たくさんのいい人が周りにいて助けてくれるんだ。**

セカンドオピニオンのパイオニアということで結構テレビに出してもらいました。2006年から8年、ゴールデンタイムに放映される番組に出演しました。月2回土曜日が収録日で丸1日つぶれましたが、本当に良い経験をさせてもらいました。自分の専門以外の領域も勉強し、多くの芸能人の方に会えて人から見られていることにも抵抗がなくなり、大きな声でしっかりと短く説明することも、このとき身につきました。**でも結局のところ、いくら繕っても、一時しのぎはばれます。素で行くしかないのです。**しゃべることを一生懸命覚えていると、かえって緊張します。パパは、何事もそれはそのときと思えるようになって、テレビ出演が楽になりました。どんなことが起こってもその場から作れば良いのです。そうしないとすべての起こるかもしれないリスクを考慮して、そしてその対処方を覚えなくてはなりません。それも大切ですが、結局は「その場から作りましょう」、それが結論でした。パパがテレビに映っている姿をあなたは知っているよね。物心つく頃からよく「パパ、パパ」って言ってテレビを指していたよ。

ママはね、パパが素の自分を手に入れる前から、すべてを受け容れて応援してくれているんだよ。結婚するときだって、パパの家庭環境も了解済みで一緒になってくれたんだ。感謝だよね。お釈迦様の手のひらで遊んでいる孫悟空みたいなイメージなんだよ、パパはね。もしもパパが先に天国に逝ったら、くれぐれもママをよろしくね。あなたはなるべくあとから来るんだよ。でも天国で待っているからね。また楽しく天国で暮らそうね。天国でもママとあなた、そしてお世話になったみんながいてくれるよ。

第23通　「なんで」で始めると、戦闘モードになる

パパは言葉には結構、気を遣っています。

たとえば、パパに「なんで勉強しなかったの！」と言われると、あなたも自然と戦闘モードになりませんか。「なんで」という言葉は理由を聞くものですが、冒頭に持ってくると多くの場合、後に続く行為の実行を責めるフレーズに繋がります。

そうではなくて「勉強しなかったんだ」と言われれば、戦闘モードには入らず、むしろ「なんで」という理由を尋ねる言葉がないのに、勉強しなかった理由を落ち着いてぽつぽつと語れることが多いと思います。

しかし言葉は生き物ですから、「なんで勉強しなかったの」から始めても、戦闘モードにならない言い方もあれば、「勉強しなかったんだ」と問われても、思いっきり戦闘モードになることもあります。ただ、多くの場合、「なんで」から始まる会話は、その後の動作に対する叱責や悪意の感情が加わった文言が連続すると、相手に連想させるのです。

「なんで早起きしなかったの！」と「早起きしなかったんだ」

「なんで約束守らなかったの！」と「約束守らなかったんだ」

「なんで患者さんを待たせたの！」と「患者さんを待たせたんだ」

こんな3つの例でも違いがあることがわかるよね。

そんなことを日頃思っているパパですが、「なんで」という言葉で始めたくなるときは多々あるのです。そんなときは、実際に相手を責める感情があるときです。「なんで」で始めたい自分**がいると、もうひとりの自分が「『なんで』を除いてまず聞いてみようよ」と話しかけます。そうすると戦闘モードのドツボにハマる頻度が減ります。**

「なんで」で始めるときは、当然に、自分は正しく、先方が悪いという前提がパパの頭のなかにでき上がっているのです。人にはいろいろな事情があると日頃から理解していれば、「なんで」で始めるフレーズは減ります。また「なんで」で始めても、戦闘モードにならない言い方で聞くこともできます。ただ、そんな技を使えるのは、日頃から言葉の怖さを知っている人です。たとえば、「なんで……」をゆっくり長く発声すると、実は戦闘モードにはなりません。あなたも自分が話す言葉を自分で受け取ってみると面白いですよ。**自然と人は、自分は正しく、周りが間違っているというセットアップで、言葉を深く考えずに発していますから。**

だから、相手を責めたくなるときは、まず責めるモードから入るのでなくて、その状況を確認しましょう。

「なんで勉強しなかったの！」と直接に責める聞き方をするのではなくて、「昨日はどれぐらい勉強したの？」と聞くのはどうですか？

実は他の場所で結構勉強しているかもしれませんね。また、他の事情ですでに勉強は終わっていて、違うことをやっていたとか、また体調が悪くて勉強を中断して休んでいたとかね。

ただ、パパはそもそもあなたに勉強の細々したことはあまり聞きませんね。あなたが希望すれば勉強の環境を用意するのがパパの役目だから、そんな事情で聞くことはあるけれども、勉強していないことを責めようと思ったことはほとんどありません。自分の人生だから、自分で勉強しないとね。そしてパパがいつも勉強しているから、自然とあなたも勉強しているように感じるよね。**「パパの言う通りにしなさい！」は苦手で、「パパを見てればわかるでしょ」って感じですね。**

さて、今度は誰かから「なんで」で始まる会話を投げられたときです。もちろん、先方が話し上手で、「なんで」で始まっても戦闘モードではない会話は可能です。ただ、往々にして、「なんで」で会話を始められると、そこには悪意の存在を暗に感じるので、受け手は即座に「だって」とかの言葉で防御に入ります。その場合、必要以上の防御態勢になることが多いと思っています。

そんなムッとしたときに、そして腹が立ったときは、10秒黙るのです。先方にも戦闘モードになる背景があるのだと受け取って、そして10秒経ったあとに話し始めるといいかな、といつも思っています。10秒の沈黙の間に、いろいろなことを瞬時に理解できるときもあります。一方で、まったく悪意を持たれるような、叱責されるような理由が思いつかないときもあります。しかしどんな場合でも10秒の沈黙で、先方の戦闘モードもちょっとダウンします。くれぐれも「なんで」

で始まる戦闘モードの会話に、即座に「だって」で返すことは控えてくださいね。

また日常会話で、いつも「でも」とか「しかし」で返す人がいるよね。これは、話し手の否定を暗示する接続詞だから、パパ的にはNGワードです。家族の会話でも基本的に使わないようにしています。「でも」とか「しかし」と思っても、あえて「確かに」とか「そうですね」で繋げばいいのです。しばらく先方の話を聞いた上で、そして上手に反論的な文言を付加すると戦闘モードにはなりません。

パパはファシリテーターを演じることが多々あります。ファシリテーションとは、相互理解を促しながら合意を形成し、問題解決を促進する活動で、それを行う人がファシリテーターです。簡単に言うと、いろいろな意見をその場から引き出して、場を盛り上げて、思考を深めて、みんなで考えて、より良いものを作りましょうということです。ファシリテーターを演じるときには、いろいろな意見を出してもらいたいので、自分が通常なら発言しない立場であえて切り込むこともあります。そんなファシリテーター的立ち位置を日頃から心がけておくと、最初から「なんで」と叱責モードになることも少なく、また先方の意見にいつも「しかし」で反問して険悪なムードに陥ることも減ります。

医師としても、パパは患者さんに質問をじっくりとしたいときはイエスとかノーでは答えられないオープンクエスチョンを心がけています。

「野球が好きですか?」と聞くよりも、「どんなスポーツが好きですか?」と尋ねた方が、その後の会話が広がるということです。外来診療で超忙しかったときはいつもイエスかノーで答えられるクローズドクエスチョンをあえて投げていました。時間があって、ゆっくりお話を聞いて差し上げたいときは、オープンクエスチョンでいろいろと本題とは脱線しながら、会話を楽しんでいます。

言葉の魅力、面白さ、怖さなど、自分で話してみて、体感してくださいね。言葉はそんな立ち位置を知って、使っていると上手になりますよ。パパも今でももっともっと会話が上手になるように日々努力をしていますからね。

第24通　個人として尊重されるとは?

あなたが小学生の頃、パパと一緒に東京地方裁判所に裁判の傍聴に行きましたね。裁判の傍聴は基本的に誰でもできます。裁判所に入るのはちょっと勇気がいりますが、持ち物のチェックが入り口であるだけで、身分証明書などの提示は求められません。そしてその日の裁判がどの部屋（法廷）で行われているかがわかるようになっています。それを「開廷表」というそうですが、それを見て好きな部屋（法廷）に行って裁判を気軽に傍聴できます。東京地方裁判所に行ったときは、パパとふたりだったので、あなたはパパの後ろについてきました。

パパが法律家を諦めたのは、子供の頃、吃音だったからです。法廷では裁判官も、検事も、弁護士も、文章を音読する必要があると知ったのです。その頃のパパは、吃音に加えて、書いてある字が読めませんでした。だから、大学の進学先として、法学部は早々に除外されました。でも、法律の勉強をいつかはしてみたいなと思っていたのです。恐喝もどきの配達証明を受け取ったことをきっかけに、伊藤塾のＤＶＤ講座で勉強したことは、すでに書いたとおりです。ちょっと踏み外してチャンスを広げるのがパパの生き方です。

法律の知識だけではなく、伊藤真塾長の講演からは多くの智慧をもらいました。滑舌が良く、徹底的に作り込まれたスライドと話の構築は、モダン・カンポウの講演で日本全国を飛び回っていたパパにとって勉強になりました。パパ的に法律のことで感動したのは伊藤真塾長の憲法の話でした。YouTubeでも見られるので興味があったら彼の講演を見てくださいね。

憲法のなかで最も大切な条文は第13条「すべて国民は、個人として尊重される」だと、パパは

思っています。でもそう簡単ではないから、それを達成させるために憲法が存在します。そして憲法の勉強でパパがビックリしたのは、立憲主義とは憲法で国家権力の行使に歯止めをかけるというストーリーでした。つまり、憲法は権力者の権限を縛るために存在するのです。それは憲法第99条に「天皇又は摂政及び国務大臣、国会議員、裁判官その他の公務員は、この憲法を尊重し擁護する義務を負ふ」とあることでわかります。ここで、国会議員や公務員に憲法を守れと言っていて、国民に憲法を守れとは一言も言っていません。**国民は法律を守る義務はありますが、憲法を守る義務は実はありません。国家は法律を作って国民を制限する一方で、憲法は国家を制限しているのです**。そんな視点をもってメディアの記事や読んだり、人の意見を聞けると、視野が広がりますね。

パパが中国語を始めて、あなたも中国語に興味を持ってくれて、ふたりで大連に中国語の勉強に行きましたね。2回もね。親子ふたりで大連のホテルに泊まって、中国人の先生にホテルに来てもらって、中国語の勉強をしました。パパはそれ以外にも何回もひとりで大連を訪れました。東京の上野駅を真似て戦前に作られたという立派な大連駅を見下ろせるホテルでした。朝から晩まで勉強して、夜は先生と先生のボーイフレンドと一緒に夕食を食べに行ったり、大連観光をしたりしましたね。懐かしいですね。その後あなたは中国語にも益々興味をもってくれて、趣味で余った時間に中国語を聞いて、しっかりした文法の勉強はしていないのに、なんとＨＳＫという検定試験に何回も合格しました。本当におめでとう。

中国に行くと、特に大連のような大都市を訪れると中国の凄さを実感します。生きる力というか、息吹というか、巨大なエネルギーを体感します。ネットの進歩は中国のほうが日本よりも遙かに先に進んでいます。中国語の先生は、最近は現金を使ったことがないと言っていました。すべてスマートフォンにあるアプリで支払います。実際の店舗での買い物も、そしてネットでの買い物もすべてスマートフォンですませます。中国のアプリはアリババグループとテンセントグループの2つの寡占です。そして、スマートフォンの購入には「公民身分番号」という、日本のマイナンバーにあたるものが必要です。スマートフォンは日本以上に中国人の生活に溶け込んでいて、そこからすべての情報が国家に吸い取られています。現在は共産主義の国というよりも、アメリカを古典的資本主義とすると、中国は国家資本主義です。共産党の一党独裁です。日本国憲法第13条にある「すべて国民は、個人として尊重される」という意識が中国にどこまであるかは正直わかりません。

今でも、パパは大連の先生から週に2回ネットで中国語を習っています。ときどきあなたもその授業に参加してくれますね。パパは寝てしまって1時間ずっとあなたが先生との会話を楽しむこともありますね。その先生達ともネットを通しては政治の話はしません。ただ、「今の繁栄があるから多くの中国人は不満を感じない」と先生は言っていました。相当の御利益があれば少々の不便は問題ないということです。でも彼女は日本の自由が羨ましいし、日本に住みたいとも言っています。

中国政府は国民の生活行動をスマートフォンを通じてすべて知ることができます。学歴、職歴、生活パターン、移動の履歴、商品の購入履歴、銀行口座、どの保険に入っているのかなどなどがすべてアリババグループとテンセントグループを通じて国家に握られています。しかし、そんな個人個人の生活行動のようなビッグデータを入手できると、いろいろと御利益があります。医療の領域では、どんな生活をすると長生きか、どんなことをすると他の人に比べて短命かが、事実としてわかるようになります。物事のいろいろな相関が明らかになるのです。

そうであれば、近い将来、中国の平均寿命が日本を抜く日も来るでしょう。中国のように国民の情報が政府にすべて握られて、政府の管轄下・監視下にちょっと長生きの人生を送るのがいいか。日本のように個人の情報はなかなか集めることができず、ビッグデータでの解析はやりにくく、中国に較べてビッグデータの御利益を受けることは少ないけれども、相当の自由が保障されている。どちらがいいでしょうか。自分で考えてください。

第25通　目指すは Win-Win

パパはいろいろなことをやってきているでしょう。仕事も、勉強も、趣味もね。１９９８年にオックスフォード大学から帰国したときは39歳で、40歳代にはいろいろなことをやりたいと思っていたのです。そのひとつがビジネススクールでの勉強で、母校の慶應義塾大学ＭＢＡコースの講義に週末を使って参加したり、同じく慶應義塾大学のビジネスマン向けの丸の内のスクールに行ったり、いろいろと勉強しました。その後もビジネスや経営学に興味を持ち続け、そして、学生として通い始めたのに、いつの間にかそこでパパも講義をするようになりました。今は法政大学ビジネススクールでも講義をしています。

そんなたくさんの勉強のなかで思い出に残るのは「交渉学」という分野でした。あるお題が与えられて、ＡチームとＢチームに分かれて、模擬交渉をやるのです。お題は、人質解放だったり、絵画の売買とか、商品開発とかいろいろです。**パパはよく突拍子もないことを考えるでしょう。というか、いろいろなことに対して両極端を考えているでしょう。**だから、人が言わないようなやり方を思いつくし、それを模擬交渉として披露すると超盛り上がるんだよね。その模擬交渉で学んだことは、できる限り Win-Win に持ち込もうという姿勢なんだよね。いつも相手の立場にも立って物事は考えるようにしているし、食卓での会話でも、メディアやコメンテーターの結論とは反対の意見を語ることもあるでしょう。模擬交渉はいろいろなグループで行うのだけれども、実際に結構、結果が異なるのが面白かったね。つまり、お題は同じでも交渉のやり方で落とし所はいろいろということを、目の当たりに勉強しました。

ここから、パパの人生に交渉学的な立ち位置が自然と身についたと思っています。たとえば、パパとあなたはある日、東京ドームで開催された巨人の感謝祭に行ったよね。そこで長時間並べば誰か選手のサインをもらえるということだったけれど、突然、終了時間だからと、パパ達のちょっと前方の列で終了になってしまったね。そのとき、周りの人は係の人にクレームを言ったり、怒鳴ったりしていましたね。係の人達はアルバイトだろうから文句を投げても可哀想でしょう。そこで、パパとあなたは彼らに責任者の名前を聞いて、丁重に、その責任者か代理の人に会わせてくれと頼みましたね。そして、責任者に「他の所に行かずに、並んでいたのに、突然の終了はちょっとおかしいのではありませんか?」と丁寧に聞いたよね。当然、先方は謝るよね。先方の作戦は表面的にでも丁重に謝って、そしてこの場で僕達の怒りが静まれば大事にならずにOKということだよね。でもこれで退散したら、パパたちはなにも得るものがないよね。

そこで改めて、「1時間以上も並ばせて、『時間内に終わらないときは、そこで終了となります』

といった案内も出さずに、突然に終了では、僕達の並んだ時間はただ無駄になったということですか?」と聞き直しましたね。そうしたら、先方は、僕達の住所を聞いて、そして「後日巨人の選手のサインボールを送りますので、それでよろしいですか? できるかぎりご希望の選手のサインボールをお送りしますね」となりました。

そして、ちゃんと希望の選手のサインボールをもらえましたね。

こんな光景をあなたは目前で見て育っているでしょう。怒りをアルバイトの青年にぶつけても誰もなにも得るものはありません。お互いが納得できるところを探すいい練習になったよね。

交渉学を学ぶ遙か昔、オックスフォードにいる頃、クリスマスから新年はパパが勉強していた研究室も長い休みになります。当時はネット環境もなくて、結構不自由な生活を送っていました。そんなときに豪華客船のクイーン・エリザベス2世号クルーズの広告が目に入りました。テレビの情報チャンネルがあって、あるボタンを押すと、同一フォントの簡素な英語の画面が登場して、当時はそこに格安のいろいろな旅行案件が広告としてアップされていました。そのひとつが憧れのクルーズで、それもクイーン・エリザベス2世号でした。すぐにそこにあった番号に電話をすると、本当に格安なクルーズができるそうです。ただ、最も安い部屋で窓もなく、それでも船内での食事やエンターテインメントは同じという説明でした。早速予約をして、クルーズの当日になりました。ところが、改修工事のあとで、その上工事がまだ終わっていなかったのに出航したそうです。水漏れはするし、水道水は茶色だしで大変でした。10階建てホテルのような船内最下層の2段ベッドの部屋でしかもそんな有様でしたが、本当に楽しかったのです。ですからクルーズ費用に関しては、納得していました。ところが、友達になったイギリス人が不備についてのクレームの言い方を、丁寧に教えてくれました。それを片言の英語でクルーズディレクターに話すと、なんと旅費は全額返金、そして服のクリーニング代も出すというのです。ただ、部屋をきれいにしてくれるメイドと、食事のときの配膳係にはチップを払ってもらいたいという提案でした。もちろんOKしました。

つまりクレームを言った人だけに全額返金だったのです。本当に勉強になりましたよ。なにか起こったときは、激怒するのではなく、お互いがWin-Winになることを探すのです。そんな昔の経験が、交渉学という学問になっていることを知って、本当にその後のパパの人生は上手に交渉ができるようになりました。

個人と個人の交渉もあるでしょう。そして会社と会社、組織と組織、個人と会社、個人と組織などでもあります。国家と個人もあれば、国家と国家もありますね。どれも交渉事は感情的になると負けです。普段の生活のなかで常に感情的になるなとは言いません。**でも必要なときは感情**

を心にしまうこともできるようにして、できる限りのWinを勝ち取るようにしてください。そのWinにはパパとあなたが東京ドームで勝ち取った物品のようなものもありますし、金銭ということもあるでしょう。それ以外に将来への信頼を得られることもあります。やり方はいろいろです。

地理学と政治学をベースにした地政学に、最近パパはとっても興味を持っています。あなたが得意な言語を活かして、国家間交渉の一翼を担うのも楽しいでしょう。**将来は冒険ですよ。自分の好きなことをやってください。そしてそれぞれがWin-Winになるように行動してくださいね。**

第26通　有形資産と無形資産

あなたはときどき、パパの友達から聞かれるよね。

「お父さん、いろいろと仕事をやっていて、何時間寝ているの?」ってね。

パパは、結構、しっかり寝ているし、あなたとも会話をする時間もあるし、お迎えもときどき行けるし、他のお父さんよりも、多くの時間を娘と過ごしていると思います。

JCOPY 88002-897

ワークライフバランスなんて言葉があるけれども、これは仕事と仕事以外の人生がシーソーになっていて、どちらが重くても傾いてしまうから、バランスが大切ですよというメッセージです。仕事以外の人生とは家庭とか趣味とかを含めたいろいろとやりたいことだと思います。僕には仕事と仕事以外のことの区別が曖昧です。むしろ、仕事は本当に楽しくやっているので、趣味の延長です。外科医だけだった世界にサイエンティストが加わった30代、そして大学病院に勤務していながらセカンドオピニオンや漢方にも興味を持って、趣味で経営や法律、そしてコーチングなどを勉強した40代と変遷し、外科医から離れて自由な時間を手にしてトライアスロンを始めて、他の仕事や余暇がますますやりやすくなって、それらが重なってきた50代となるにつれて、どんどんと仕事と余暇は融合しているのです。

パパの人生でよかったことのひとつは、住居を勤務先のすぐそばにしたことです。パパには通勤時間を満員電車内で有意義に使う才能がないので、移動時間を節約することがまず大切でした。そうすれば、往復の時間を家庭で過ごせますし、また長めの空き時間ができれば、ちょっと自宅にもどって仕事をすることも可能になります。

そして、ママがパパのサポートに回ってくれたこともワークとライフがバランスするには大切でした。ママも仕事をしていたら、お互いがすれ違いになることもあったと思います。

家であなたと遊んでいても、パパはときどき、「他のこと考えているでしょう。顔見たらわかるよ」と言われますね。

そうなんです。いつもなにかアイディアが降ってくるのですよ。そして、むしろ仕事時間ではないときの方が、仕事にとって大切なメッセージが天から降ってくるのです。そんな生活をしているので、いつも仕事をしているようで、いつも遊んでいるようなのです。

そんなことができるのは、ママを含めて他の人がサポートに回ってくれるからです。パパは幸い、たくさんのよき人に恵まれて周囲の人達に多くを任せられるから、自由な時間があって、その自由な時間からまた新しい物が生まれるのです。すべてを自分でやっていたら自由な時間はほぼなく、忙殺されてワークとライフは共に破壊されていると思います。

パパが頼むと多くの人は引き受けてくれます。よく「先生には助けてくれる人がたくさんいて、不思議ですね」と言われることがあります。頼むと助けてくれるひとつの理由は、パパが嘘をつかないからだと思っています。正直に生きているということです。「嘘を言わない」の延長には「信頼できる」があります。パパが言っていることなら嘘がなく、そして成就するだろうと思われているのです。

その根底として、パパは人を蹴落として偉くなろうとか、ある地位を得ようと思ったことがあ

JCOPY 88002-897

りません。パパは the best of the best を目指すよりも、いつもレアな存在を目指すことが性に合っています。

ひとつのイスを目指して競争することが苦手です。たくさんで走って一番になることに魅力を感じません。誰もやらないことをやるのが好きなのです。新雪を滑るスキーヤーのイメージ、または積雪のなかを進むブルドーザーのイメージです。そんな僕の姿に共感して人は助けてくれるのだと思います。同じイスを目指すのであれば、競争相手になる可能性がありますが、人がやらないことをやるレアな存在なら助けてくれた人の邪魔にはなりません。

友達は大切だよ。本当の友達ね。日頃会ってなくてもいいのです。助けてくれる人の数が財産だよ。有形資産と無形資産という分類があります。財務諸表に書くかしこまった分類ではなくて、有形資産とは、ざっくりと現金、株券、金、銀、仮想通貨、不動産、車両、絵画など税務署に課税されて、お金へ換金しやすいものです。一方で無形資産とは、自分の経験知、能力、人脈、人柄などです。税務署は課税できないし、換金は無理です。でもこの無形資産が実は有形資産よりも大切で、無形資産があればあるほど有形資産を増やしやすいのです。**パパの周りにたくさんの友達がいて、パパを助けてくれるのをあなたは知っているよね。これこそが、無形資産だよ。**

結局、「自分の能力×人の助け」が無形資産です。これを増やして、上手に活用するとワークとライフは融合すると思っています。あなたもワークとライフの融合を将来は目指してください。

第27通　あなたなりの幸せとは？

パパとママのところに生まれてきてくれてありがとう。18年早いね。すべてが無性に可愛かったよ。世の中に男の子と女の子がいて、あなたは女の子としてパパとママのところに降ってきてくれました。最近は男の子と女の子以外の区分があるし、それを否定はしないけれども、あなたは女の子として生まれてきてくれました。

あなたは無性に可愛かったから、あなたの子供も無性に可愛いと思うのでちょっと逢ってみたいなとは思いますが、どちらでもいいですよ。結婚もしてもしなくてもいいですよ。あなたの人生だからね。配偶者もいなくて、子供もいないと、ある意味自由な人生を送れます。そしてどうせ人は死ぬからね。いつかはみんなで天国で逢えるからね。

もしも、結婚したい人が現れたら、結婚してみるのもいいよ。相手の職業とか国籍とかは問い

JCOPY 88002-897

ません。でもあなたと価値観がかけ離れている人は止めた方がいいと思いますよ。1＋1が2以上になる人がいいね。一緒にいてそれぞれのテンションが下がる人なら結婚しない方がいいよ。昔と違って、50歳までに1度も結婚したことがない人は、2021年の調査では男性で約25％、女性で約15％だそうです。パパの子供の頃は25歳までに結婚しないと世の中から特別視されて、「クリスマスケーキ」なんて言われた時代だからね。25歳（25日）を過ぎると買い手が少なくなるという揶揄かな。そんな時代とはまったく変わりました。

女性と男性の立場は建前的には対等になりました。まだまだの部分はあると思うけれども、今後はますますよくなると思いますよ。終戦は約75年前ですね。女性参政権が日本で認められたのは1946年なんです。そしてそもそも普通選挙（男性）が認められたのは1925年なんです。子供の頃は1年が凄く長くて、10年なんて遙か先と思っていました。でも還暦を過ぎると、1年はあっという間で、10年もすぐです。100年前もそんな昔ではないのですよ。時代は変化しています。これからは変化の速度が加速するから、どんな時代になるか楽しみだし、そんな世界での冒険を楽しんでもらいたいと思っています。

配偶者や子供は面倒という人が少なからずいます。お金もかかるし、制約も加わるし、確かに面倒なこともありますよ。そして独身で子供もいなくて幸せに暮らしている人を何人も知っています。

でも配偶者や子供がいた方が楽しいことも実はたくさんあります。だから、女の子として生まれたから結婚しないといけないとか、子供を産まないといけないとか、そんな呪縛は棄てて、結婚したいとき、子供を生みたいときに行動してください。ただ、結婚して別れるには相当なエネルギーがいるし、子供ができれば簡単に別れるわけにはいかないからね。わが家の愛犬の小雪と同じだよ。飼うと決心したら小雪が死ぬまでそれを貫き通す必要があるでしょう。

昔の価値観では女の子は結婚して子供を産むことが「是」だよね。でもそれは昔の価値観だから、これからのあなたの価値観に沿って生きてください。**パパもママも昔の価値観をあなたに強要する思いはまったくありません**。ただ、パパとママ、そしてあなたと一緒に作った家庭を参考にして、もしも結婚するなら、あなたと夫になる人とふたりで築いていってくださいね。そして子供を授かれば、そんな家庭を楽しめばいいし、子供を授からなければ、それも人生だからふたりで楽しく生きればいいよ。

ただ、あなたの結婚相手はたくさんの候補のなかのひとりでしょう。地球上には無限に近い男性がいて、そのなかのひとりだよね。もしかしたら女性と結婚するかもしれないね。そんな無限に近い結婚相手のなかからベストな人を見つけるのは論理的に無理でしょう。だって、全員に会えないからね。なので結婚しようと決めた相手がいたら、相手に完璧を求めないで、お互いにより良い夫婦関係を築いていくことを心がけてください。

幸福とはなにかということになります。幸福の価値観は人それぞれです。お金がたくさんあることが幸福と感じる人もいます。**パパは、お金は大して重要ではなくて、生き甲斐が一番大切かなと思っています。なにに生き甲斐を見つけるかはこれからあなたの人生の大冒険のなかで探してください。**生き甲斐を見つけて、成就するには人の助けが必要です。そんな無形の財産をたくさん増やしてください。無形の財産が増えると、自然とお金を含めた有形資産が増えることが多いです。ただ、お金はある程度の額があればいいのですが、その額は個人の価値観によります。パパがお世話になった福岡のお寺も、その近くにお住まいでおばーちゃんの精神的なサポーターだった国武自然先生も有形資産はほぼありませんでしたが、精神的には本当に幸せそうでした。一方で、パパの患者さんのなかには、多大な有形資産がありながら、不幸を感じている人もいます。

幸せを探すあなたの大冒険を応援しますよ。結婚しない場合は、ひとりで生きていく必要があります。パパが理想とするベーシックインカムが実現すれば、無理に働く必要はなくなります。ベーシックインカムとは生活に必要なお金を全員に配るという発想です。今は困った場合には生活保護で支えています。パパの考えはそうではなくて、たとえば全員にひとり毎月5万円を配るのです。大都会に住むには不足する金額かもしれませんが、地方では十分に生きていける額です。住むところについては、空き家がこれからどんどんと増えますので、それを安価に利用するシステムを作れば、衣食住で困りません。ただ、そんなまだまだ夢のようなシステムは先の話です。ですから、**あなたはひとりでも生き抜ける技能は身につけてください**。ただ、時代の変化が激しいから、その技能は近い将来通用しなくなるかもしれません。そのときは他の技能を習得することを忘れないでね。**可能なら複数の技能を持っているとちょっと安心です**。

どうせ、人はいつかは死にます。でもしっかり生き抜きたいですよね。生き甲斐を見つけて、悔いなく天国でおばーちゃんに逢いましょう。

ちょっと余計なことを加えますね。あなたがママのお腹のなかにいるときに、女の子であるあなたの卵巣に卵子は用意されました。その卵巣という素晴らしい卵子の貯蔵庫は37年ぐらいでちょっと元気がなくなります。ママが41歳であなたを授かったのは超ラッキーだったのです。そこで、もしもあなたが35歳を過ぎても独身で、将来子供が欲しいと思う可能性が少しでも残っていれば、卵子の凍結をしてください。パートナーが決まっていれば受精卵の凍結、パートナーが決まっていなければ、未受精卵の凍結です。そうすると凍結した卵子を将来使うことが、今はできます。子宮は年をとりません。卵子の元気さが子供を授かるためには必要です。

第28通　ものの学び方　ほぼほぼ同じ結果なら簡単な方がいい

学校はものを学ぶ方法を学ぶところです。しかし、ものの学び方は変わりましたね。あるとき、パパは「話などがうまくて気が利いている意味合い」で、ある言葉をあなたに言いたかったのですが、なんとふと思い出せなくなりました。この年齢になると、ふと忘れて思い出せなくなると、結構出てこないのです。

「〇〇なく」しか、頭に浮かばずに、食卓で家族みんなで困りました。そのときにあなたは、スマホで上手に候補を調べてくれて、「如才なく、じゃないの?」と言ってくれました。そんな言葉が出なくなる年齢なんだよね。そして、「じゃー、この単語を覚えよう!」とパパが言ったら、あなたは、「スマホで調べる方法がわかったから、また調べるよ」と答えましたね。

その通りで、これからは記憶することが本当に減ってくると思います。

スマートフォンさえ持っていれば、そこには百科事典や辞書が入っているからね。そうそう百科事典といえば、小学生の頃、誕生日プレゼントにおじーちゃんが百科事典を買ってくれたのです。当時、時刻表とか理科年表とかの読み方をおじーちゃんは教えてくれて、その延長だったのだと思います。いまから思うと、いいおじーちゃんだったね。その百科事典はあいうえお順に書かれていて、確か毎月1巻ずつ増えていくというものだった。その百科事典をパラパラめくるのも結構好きでした。ところが、ある巻に、人体解剖の図があって、それが当時のパパには気持ち悪くて、自分の部屋にその百科事典があると眠れなかったのです。その巻だけ、両親の部屋兼居間に移動させました。当時の家は2部屋しかなかったからね。そんな人体解剖の図も苦手だったパパが18歳のときには医師を目指したのだから、人の将来なんてわからないね。学校の授業でフナの解剖があったけど、目を閉じていました。

今はポケットに入るスマートフォンに膨大なデータを入れることができます。それ以上に凄いのはスマートフォンは世界中と繋がっているということです。そしてデータのアクセスが安価で容易になると、**スマートフォンさえ持っていれば世界中の人と繋がることができて、世界中の情報を手に入れることができます**。パパが大学生の頃は、コンピューターは大学の大きな部屋を占領していて、しかもそれを利用するのは特別にコンピューター言語を理解している人だけでした。でも今はユーザーインターフェースが進歩して、スマートフォンの取り扱い説明書を読むこ

JCOPY 88002-897

とはほぼないでしょう。使いながら使用方法がわかります。幼児もスマートフォンで遊んでいます。そしてもしも使用方法がわからないときは、取り扱い説明書をダウンロードすることもできるし、Googleさんに聞いても解決します。

ひとり1台、スマートフォンを持てる時代になりました。でも教育の格差はあると思います。私立学校や塾に行くにはお金がかかるからね。でもその教育格差はどんどんと縮まると思っています。だって、スマートフォンを持っていれば、持てない子には国が使用料も含めて支給してあげれば、YouTubeなどの動画を見て勉強できますね。素晴らしい授業をたくさん見ることができます。国として無料で見られる授業をアップして、国営のYouTube学校を作ればいいと思っています。スマートフォンの使い方の授業と、YouTube授業で付いていけない人用の対面や遠隔授業は必要になるでしょう。いろいろな事情で学校に行きたくない子、行けない子も勉強のチャンスが増えるでしょう。

明治の頃から始まった学校制度、それは江戸時代にあった寺子屋のシステムがベースにあると言う人もいます。そして明治維新を経験して日本が国家を意識して、国として戦力を持つにはまず兵隊の養成が必要で、そのために学校制度があったとパパは思っています。当時はスマートフォンはないし、ネットの登場などは誰も想像できない時代です。だから子供を1箇所に集めて、教育と訓練をしたのです。

ネットが夢というか、想像の範囲外だったということを説明します。あなたもときどき観る映画に「バック・トゥ・ザ・フューチャー」があるでしょう。1作目は1985年の公開で1955年にタイムスリップ、2作目は1989年の公開で2015年にタイムスリップ、3作目は1990年の公開で1885年にタイムスリップです。2作目がタイムスリップする2015年はもう過ぎました。その2作目では1989年当時に想定した2015年の世界を描いています。一緒に何回か観たね。タイムマシンはある。スケートボードや車は宙を浮いて移動できる。空中道路がある。靴の紐が自動で締まったり、犬の散歩が自動化されたりしている。でもその光景にスマートフォンは登場しません。世界中がインターネットで繋がるとは想像できなかったのです。つまり1989年当時は、今のスマートフォンの世界は夢ではなくて、想像の外ということです。これからあなたが冒険する21世紀には同じようなことが起こると思っています。想像していないことが起きるということです。

勉強の方法も変わるし、大学を含めた学校の在り方も変わります。教えるのが上手な人の講義がスマートフォンで聴けるようになると、**リアルで授業をする大学の価値は、よほどの付加価値がなければなくなります**。大学の多くは消滅すると思っています。

あなたはパパの知らない方法で結構勉強しています。それでいいですよ。**時代の変化がゆっくりな頃は親を含めた先輩の助言は、相当な確率で正解でした**。でもこれからは違うよね。長く生きた人が賢いのではなくて、今賢い人が賢いのです。今の世界の成功者が次の世界の成功者になるとは限りません。

記憶することが大切だった時代から、情報をどう利用するかが大切な時代になりました。1998年がGoogleの創業年で、パパがオックスフォードで学位をとった年です。ネットの革命で情報の多くは無料で得られるようになりました。そんな時代の変化を利用して、学ぶ方法も変わっていきます。料理のレシピも、言語にこだわらなければ、ほぼ無限の数の動画があります。言語の壁は翻訳ソフトの進化で早晩解決されると思っています。

パパはたくさんのことを並行して行ってきて、ほぼほぼ同じ結果であれば短時間で身につく勉強システムが時代に合っていると思っています。そんなことを思って松田邦夫先生から10数年かけて学んだこと、松田邦夫先生が60年以上かけて築いたことに、1年で追いつけるシステムをモダン・カンポウと称して作り上げました。追いつくと言っても頂点を10合目とすると8合目です。ただ、1年真剣にモダン・カンポウ的手法で勉強して8合目まで登ってから、10合目をめざすかを決めれば良いのです。8合目の知識で困っている患者さんの多くを治すことができます。頂点まで極めたい人だけ、その後も懸命に勉強に励めば良いでしょう。また、ぼつぼつと時間をかけて登っていくのも楽しいです。**人生は短く1回です。時間を有効に使って複数のやりたいことを行ってください。**

最短で身につけるためにはまず徹底的に真似することです。それがネットの普及で簡単にできるようになりました。**徹底的にパクるのです。TTPと称しています。自分がまず目指すモデルを決めて、ネットをフル活用してTTPしてください。ただ、それでは個性がでないので、そこに進化とか進歩とか修正、つまりSを加えて、TTPSにするのです。**これがパパがいろいろなことを身につけるために辿り着いた法則です。

そしてより良い法則がわかったら、今度はあなたもそれを発信する立場になってください。パパはそんなことに生き甲斐を感じています。

第29通　スピーチ力や発信力は「素の自分」を鍛えた成果

あなたも大勢の前でスピーチすることがあるでしょう。パパは今でこそ話上手とみんなに言わ

JCOPY 88002-897

れるけれども、これは努力の成果です。そもそも子供の頃は吃音だったから、スピーチなんてとんでもなかったのです。ただ、パパの吃音は読語障害と、その日そのときに話せない言葉が登場することなので、自分で自由に話すことならなんとかできました。その場で話せない語句が頭に浮かんだら、他の言葉を探して話すことを覚えたのです。でも人前でのスピーチは苦手でした。

吃音を受け容れてからは、心が楽になり、だんだんと話せるようになりました。そんなパパが辿り着いた結論は「素の自分しかでない」ということです。つまり吃音を隠そうとすると、素の自分ではないなにかを演じようとすると、そこに無理が生じるのです。破綻するのですよ。

「素の自分」を鍛えるというのは、すなわち勉強することだと思っています。パパはオックスフォードから帰国して、たまたまセカンドオピニオン外来を日本で最初に始めたことで、メディアに出るようになりました。当時はすでに、吃音も個性として納得でき、それによって吃音も陰を潜めました。一方で、またいつ吃音が出るか、という不安があります。そんなときに「もしも吃音が再登場してもいいのですよ。それが素の自分ですから」と、思えれば、不安からも解放されます。

あなたもぜひ、いろいろな経験を積んでください。どれも勉強に繋がります。立ち居振る舞い、仕草、身だしなみ、言葉使いなどもすべて、勉強に含まれます。そして、知識と才能を身につけることが、勉強だと思っています。

パパにとっては、血管外科や漢方の医師向けの講演も話し方の勉強になりました。一般の方向けの講演もまた、聴衆がまったく異なるので勉強になりました。ちなみにパパも、最初の頃はスライドが投影される大きな画面を向いて話していて、聴衆には背を向けていたんです。でもそれでは聴衆の反応がわかりません。そもそも聴衆の反応を気にする余裕がまったくありませんでした。講演回数を重ねるうちに、内容は諳んじて出てくるようになり、そして、周囲に気を配れるようになりました。ジェスチャーも、必要なところを見極めて入れられるようになりました。

講演やスピーチで大切なことは、制限時間を厳守するということです。制限時間を守れない講演は論外です。あなたが発信する立場になるときは、最初はなんども時間内に終える練習をするといいですよ。講演中に時計を見られるようになると、残り30秒でも結構話せることがわかります。与えられた時間が長いときは、途中で「あと何分ですね」と聴衆に語りかけると、自分も残り時間が把握でき、聴衆もこの講演者は時間内に話をまとめてくれる人なんだと認識できます。

スライドを作るときは、見やすくわかりやすくね。パパはホワイトバックが好きです。ホワイトバックは画面を明るくしてくれます。暗い画面や室内では、よほどあなたの講演が面白くないかぎり、多くの聴衆は寝てしまいます。

パパは最近、YouTube動画をたくさんアップしています。1，500本ぐらいはアップしました。YouTubeも編集をしはじめると結構手間がかかるので、始まりと終わりをカットするだけで、途中は無編集にするのがパパは好きです。収入目的ではなくて、みんなに知識を伝えるためですから、パパのiPhoneで自撮りして、サムネイル画面だけを作って、あとは無編集というシンプルさが気に入っています。講演物では30分から数時間と長いのもあるけれど、通常はひとつのコンテンツを5分前後にしています。ほとんど一発撮りですが、あまり撮り直しもなくアップできています。そのために大切なのは、話す目的をもつことです。目的の旗を心に置いておくと、話が少々ずれても元に戻せるのです。

あなたもYouTubeデビューをするといいですよ。その前に、自撮りした動画を自分だけが見るのでも十分です。そうすると、自分の声とか仕草とかが自分で思っていたのとはまったく違って、最初は嫌になるでしょう。でもそれに慣れてください。だって周りの人が見ているのは、まさにそんなあなたなんですから。パパはYouTubeで自分の声を聞き直したことも、たくさん勉強になりました。

YouTubeでも結婚式のスピーチでも、ただ原稿を読むだけのことは、パパはしません。それは吃音だったからではなくて、**原稿棒読みでは感情が伝わらないからです。世界のトップリー**

ダーはごく少数を除いて、あからさまに原稿を読むスピーチはしないでしょう。原稿を棒読みするだけなら、その台本をネットで読めば十分です。その台本をベースに発信者の感情が入って発信されるから、できれば生で、せめて動画で見たくなるのです。それを世界のリーダーは知っているから、練りに練り込まれた台本を準備して、それを自分の言葉にして語るのです。あなたも、自分の言葉で語れる人になってくださいね。

第30通　拙速を尊ぶ

パパのように複数の仕事をしていると、大切なことはスピード感なんです。そんなことに通じる言葉を松田邦夫先生から以前に頂きました。パパが漢方の書籍を書くことになって、まだまだ未熟なパパが書籍などを書いて良いものかを素直に伺ったのです。そのときに、松田邦夫先生はご自分の経験も踏まえていろいろと教えてくれました。松田邦夫先生も遙か昔のお若いときに書籍の依頼があって、もう少し立派になってから書こうと思ったそうです。そして数年経ってまた依頼があると、同じくもう少し立派になってから書こうと思ったそうです。結局、人は日々進歩しているので、立派になって書こうと思い描いても、また何年か経つと、もっと立派にならないとダメだと思うようになり、そうなると永遠に書くことができない、ということです。そこで結論として、まだまだ書籍など書く時期ではないと思えるときに、いっそ書いてしまうことが大切だということを、教えてくれました。そして、また自分が立派になれば、そのときに新しい書籍を書けば尚よろしいということです。

そして、もうひとつ付け加えて頂きました。「拙速を尊ぶ」という教えです。これは締め切り日があったとして、**締め切り日を過ぎて120%の出来映えのものを書くよりも、締め切り日以前に、そしてなるべく早く70%でいいから、でき上がったものを提出することが大切だということです**。出版社は著者の原稿に対応する時間を空けて待っているのです。それなのに締め切り日を過ぎては、大切な時間を無駄にしてしまいます。いっそ、先方が指定する時間よりも早く提出すれば、いろいろなことが捗るということです。そして締め切り日を過ぎて提出される原稿に素晴らしいものはほとんどない、と付け加えてくれました。その「拙速を尊ぶ」という教えを僕は励行しています。

パパも実は書籍を書くチャンスをいくつか逃しています。オックスフォード大学から帰国したときに移植免疫学の本を書いておけばよかったと思っています。ただ、この本はニッチな領域、つまり読者が少ない領域なので、出版社としてはあまり嬉しくないだろうと思っていました。だから出版するという努力をまったくしませんでした。

次に、セカンドオピニオンのパイオニアとして啓蒙普及に努めていたときですが、このときも書籍にすることはできませんでした。このときに「拙速を尊ぶ」を知っていれば、書けたと思っています。ともかくチャンスは逃すと2度目は来ません。**Serendipityを拾う才能が必要なのです。そのためには、熟慮するよりも行動するのです。なにかのお話が来たら、基本的に引き受けて、「拙速を尊ぶ」モードで、すぐに挑戦するのです。**そんな大切なことを松田邦夫先生から教わりました。その後は、数十冊の書籍を出版できました。松田邦夫先生には書籍にするのが上手だと褒めて頂きますが、これも僕だけの努力ではなく出版社のかたがたのヘルプが適切だからです。みんなで作るのが書籍です。

そして書籍に関しては、昔は、著者がすべて偉く、出版社や編集者はヘルプの役割だと思い上がっていました。違うのです。書籍を作るにあたって、著者と編集者の責任の比率は5分5分です。これを誤ると独りよがりの本になってしまいます。編集者と著者が一緒に書籍を創り上げる体制が必須です。

これは書籍だけに通じることではなく、多くの領域でたくさんの人達の力を借りてこそ、良いものが生まれるのです。そして複数の視点から見て、智慧を出して、創り上げるので、素晴らしいものになっていくのです。

あなたもいろいろな領域で「拙速を尊ぶ」を実行してください。ただ「拙速を尊ぶ」というのは、70％の出来でもいいから早く行動しなさいという意味であって、実はゆっくり考えたところで、100％は超えられないのです。優秀になれば、早く行動を起こした方が100％近くになり、また100％を超えるものができるのです。**時間をかければより良くなると最初は思いますが、怠惰な時間をいくら費やしても良いものはできません。**1冊の書籍を何年もかけて執筆していたのでは、自分で書いた最初の記述を忘れてしまいます。そして医療やサイエンスの分野であれば、遅れて出したぶんだけ、古い情報の本になってしまいます。結局は「拙速を尊ぶ」のは、良いものを作るにはスピード感が大切で、そのためには、いっそ100％の出来ではないかもしれないが、サッサと進めなさいという示唆です。そして通常はサッサとスピード感を持って進めた方が良いものが創造されるのです。

これからの時代、昔とはスピード感がまったく異なります。どこにいてもネットに繋がれば仕事ができそうです。調べ物も、昔は図書館に出向いてやっと解決したことが、今やネットに繋がればどこでも即時に答えがでます。専門機関のサイトなどもますます充実しています。情報は蓄積されますから、年々情報量は増加していきます。新しい情報も即座にアップされます。そんな時代、スピード感が勝負です。どうやって、ネットを駆使してスピード感に乗って生きていくかが大切な時代です。本当に「拙速を尊ぶ」という時代になったのです。

情報はほぼ無限ですから、そこから正しい、そして自分に役立つ情報を収集することが必要です。フェイクニュースと思われるものも多数あるでしょう。しかし、**本当にフェイクニュースかを見極めることが大切です。メディアがフェイクニュースを禁止しようという動きがありますが、パパは大反対です。こちらが選べる環境を用意しておけばいいのです。**

80年近い昔、わが国は太平洋戦争を起こしました。そのときは政府が流すフェイクニュースに国民は翻弄されました。真実を言えば投獄されました。フェイクニュースかどうかを決めるのは受け手です。それを体制側がフェイクニュースだとして禁止することは非常に危険です。フェイクニュースはフェイクなのだから規制しても問題ないだろうという意見もあります。しかし、フェイクニュースのなかに、実は本当に必要な正しい情報があったときはどうするのですか？そんな時代です。あなたはいろいろな情報から正しい情報を洗い出すことを習慣化してください。そしてフェイクニュースとして葬られる情報のなかに真実があるかも知れないと思っていてください。

いつも複眼を持つこと、極端な意見も両方とも頭に入れておくことが大切です。そして、いつも考えることを習慣化してください。政府が流す情報だから正しいだろうとか、メディアが流す情報に誤りはないだろうとかは思わないでください。

これからの時代、いろいろなことが瞬時に変化するでしょう。あなたが生きる新しい時代、過去の人が経験していないことがどんどん起こります。**スピード感が速いので先人の智慧もあまり役に立ちません。自分の足で立ち、自分の頭で考えるのですよ。**パパは誤った情報で、また悲惨な戦争が起こることを危惧しています。

第31通　あまりきれいにするな。そこそこでいい。几帳面すぎはダメ。

パパはあまりのきれい好きや潔癖は危険だと思っています。自分の部屋とかはそんなに整理整頓しなくていいと思っています。ただ、スイッチのオンオフが大切で、お客さんや友達が来るときとか、ママに「たまにはきれいにしなさい」と言われたときは、超きれいにしてください。

パパはときどき、強迫癖が出ることがあります。誰にでもあることでしょうが、ドアのカギをかけたかなとかが心配になるのです。絶対にかけたと思っても、確認せずにはいられなくなるのです。

子供の頃吃音で、少しでも発語障害を治そうと思っているときに、「1から16まで数えて、それから話せばスムーズだ」とか、いろいろな強迫概念が頭に浮かんだのです。自分でも不合理と認識していても、自分の意に反して不快な考えが浮かんできて、その考えを打ち消そうとしても、それができないのです。むしろ、「これをやらないともっと吃音がひどくなる」とか、「これをやらないと今日は不幸なことが起こる」とかの理屈に合わない不快な考えが浮かんでくるのです。さらにはそんなときに爪を噛む癖も伴っていました。

患者さんにも、「意に反してなにかをしてしまう」と苦しんでいる人は少なからずいます。ひたすら手を洗う人、拭いて、拭いて無菌状態にしないと気が済まない人、食べては吐くを繰り返す人（拒食症）などなど様々です。パパの直感ではそんな人は真面目な人が多いのです。だから、パパはちょっと不真面目な方が健康的だという結論に到りました。

つまり、あなたの部屋がまったくきれいで、本が整頓されて右から左に規則正しく並んでいて、斜めはダメで、物は平行か直角に置かれていて、衣装ケースのハンガーに衣服が整然と並んでいるというのはちょっと困るのです。映画で見るような士官学校の訓練で超整理整頓することは良いのですが、普段の生活がそれではちょっと困るのです。**いい加減ときちんとすることのオンオフができることが、心の健康の秘訣と思っています。**

パパは外ではきちんとしています。外来で患者さんに接するので当然です。だらしない格好はしません。トライアスロンをしていますから、見た目も年齢よりはちょっと若いです。声も滑舌は悪くないです。ちょっと猫背ですが、頑張って凛としています。

でも、あなたも知っているように、家ではだらだらしていますね。だらだらしながら勉強しています。ソファで寝転がってPCで原稿を書いたりもしています。外用の格好や仕草、振る舞いを家でも装填していては、休まるときがありません。**家族の前ではだらだらもしたいのです。むしろ、だらだらできない間柄の家族ではちょっと困ります。**

第32通　最後に、18歳　冒険の旅に出るあなたに

わが家の子に産まれてきてくれてありがとう。そして18年間スクスク育ってくれてありがとう。一緒に過ごした日々は本当にいい思い出だよ。あなたのすべてが愛しくて可愛かった。おむ

つを替えているときにウンチがついても楽しかったよ。連日の夜泣きも楽しかった。ちょっと大きくなって、なにかにプンプンしているあなたも愛しかったよ。

18歳で成人だね。大冒険の旅が始まるよ。人の幸せは「生き甲斐だ」とこの本を書いていて再確認できました。そのための時間とお金だと思います。**夢を持ってね。夢は持たないとなにも叶わないよ。夢を抱いてそれに向かって頑張ってください。**

あなたも知っているパパのコーチングとリーダーシップ研修の友人は乳がんで若くして亡くなりました。でも懸命に生き抜いたね。パパは長寿が勝者だとは思っていません。短命が敗者だとも思っていません。充実した人生を生きた人が勝者です。**充実感は人それぞれ違うでしょう。自分の能力の限り生きた人が勝者だと思っています。**

障害を持って生まれることはあります。あなたがダウン症でもパパとママは子供として同じように愛情を注いだでしょう。自分のキャパシティの限り生きている人は輝いています。一方で、能力がありながら、全力で走らない人がパパは嫌いです。ひとつのことをやって余った時間があったら、他のことをやればいいよね。

これからあなたはたくさんの修羅場を経験すると思います。そんなときは、結局、素の自分しかでません。背伸びしてもすぐバレます。隠しても隠し通せません。**素の自分を鍛えてください。**

人と較べると不幸になるとパパは思っています。較べるときは昔の自分と較べてください。そして今が昔よりも成長していれば合格です。将来は今よりも成長するように頑張ってください。自分のなかで成長すればいいのです。レアな存在になってください。

ときには躓くこともあります。上手くいかないこともあります。人に裏切られることもあるでしょう。そんなときは友達が助けてくれます。また自然のなかで自分を見直してください。パパとママとおばーちゃんと小雪で過ごした那須は心安まります。薪ストーブに火をくべて、ただただ火を眺めてもいいですよ。自然はあなたを癒やしてくれるでしょう。

自分の決断後は、将来それが正しかったと思えるように、振る舞ってください。不幸な出来事もラッキーと思えば、そしてそれを転機にして幸運に繋げてください。結局、自分が正しかったと証明できるのは自分自身です。

あなたがリスクを承知で選んだ意志決定なら尊重します。そしてどんな結果になろうと応援します。もしもパパより先におばーちゃんのところに逝くことになっても、それを受け止めますよ。そしていつか天国で逢いましょう。

これから大冒険が始まりますね。いままでのようにパパやママがいつもそばにいることはありません。でもおばーちゃんはあなたのそばにいつもいますよ。

人生の先輩の意見が正しいとは限らない世の中になります。パパやママの助言が正しいとは限りません。でもあなたの応援団だからね。一緒にいると新しいアイディアが湧くこともあるでしょう。心も安まるでしょう。パパはあなたの父親だけれども、兄と妹（弟と姉？）みたいな関係でしたね。なんだか不思議です。**パパもできるだけ元気で生き抜けるように努力します。そしてあなたに負担をかけないようにしますね。ただ、パパやママにもしもなにかあったらちょっと助けてください。**

大冒険が始まるひとり娘に、精一杯の思いを書き下ろしました。

18歳の誕生日に

あなたがあなたとして生き抜くための応援団長より

JCOPY 88002-897

娘からの手紙

パパはひとりの人として小さいときから扱ってくれたよね。そして一緒によく遊んでくれた。パパの背中を見て育ったよ。嘘をつかない両親だった。でもパパには子供みたいなところたくさんあるよね。みんなは立派で忙しいお父さんだと言うけれど、兄と妹みたいで、たくさん遊んでるよね。バカでいられるでしょう。でも大人の席にも連れて行ってくれたね。なんでもしてくれたけれども、ダメなときは、理由を教えてくれた。なんでもお祝いしてくれたね。言葉に出して褒めてくれた。挑戦することを教えてくれたでしょう。ちょっと嫌なことも上手に嫌いにならないように勧めてくれたね。

コーラやハンバーガーは幼稚園・小学校のときは食べてはダメなものだったけれども、年に1回飲ませて、食べさせてくれたね。百聞は一見に如かずで、いろいろな実験をやってくれた。滑車とか、浮力とか、太陽や月の動きとか、いろいろね。

幼稚園や学校の行事には来てくれて、ダメなときはちゃんと理由を教えてくれた。

私の好きな物は否定しないで、親の価値観を押しつけたことはありません。そしてわたしの好きなことを一緒に楽しんでくれました。そして必要以上のことは聞かなかったね。あとママがパパを嫌っていないから、パパが嫌ではなかったよ。登校するときはエレベーターまで送ってくれた。そして遠くから手を振ってくれたね。パパの興味があることを教えてくれた。今なにをやっているかもね。乗り気ではないことも一緒にやってくれた。スキーもパパに教えてもらって、凄く上手になりました。

自分の意見を持つように言われて、そして聞いたらすぐになんでも教えてくれたよね。

パパは天邪鬼だね。人と違うことを考えるし、やるし、応援するしね。そんなパパ大好きだよ。

JCOPY 88002-897

あとがき　読者のかたがたへ

最後まで僕の書籍を読んで頂きありがとうございます。また、僕と同じように最初に「あとがき」を読むかたのためにも、本書への思いを書きます。

本書はひとり娘が18歳を迎える夏に書き下ろしたものです。当時、娘の進路は決まっていませんでした。ちょうど子供が成人を迎える前の親としての思いを書き下ろすのは、僕と娘の記念になって、皆様のヒントになるのではと思って精一杯書きました。その後1年経って、娘が本当に巣立ってしまったことが感慨深く、1冊の書籍とすることにしました。

僕は外科医で、免疫学者で、漢方医として、レアな存在で他の人にはできないことに挑戦し続けています。現在の挑戦は、世界初の抗がんエビデンスを獲得した生薬フアイアの啓蒙です。エビデンスとは1000例を超える患者さんを対象にくじ引きで治療群（内服群）と非治療群（非内服群）を分けて、そして明らかな差が証明されたことを言います。フアイアは肝臓がん手術後の無再発生存率でそんな大規模臨床試験を勝ち抜きました。通常の癌治療では生存率の向上に効果があるものは相当な副作用を伴うのですが、フアイアは重篤な副作用がなく、かつ生存率の向上に明らかな有効性がある魔法のような生薬です。そんなフアイアの啓蒙が今の僕の挑戦です。

娘にはいろいろなものに挑戦して欲しいと思い続けて育ててきました。子供は親の背中を見て育つと思っていますので、ことさら「勉強しろ！」と叱咤激励した記憶はありません。僕がいろいろなものに挑戦する姿勢を見れば、伝わると思っていたのです。

今日は、4月に巣立った娘が初めて帰省し、そしてまた親元から離れていった日です。この4ヵ月で見違えるように立派になりました。自分で決めた道なので、辛いことがあっても、乗り越えられるようです。

僕は医師になった当時は病気を治す医師を目指していました。長く臨床をやり、5年間オックスフォード大学で免疫学を懸命に学び、その後、イグノーベル医学賞を頂きました。帰国後は本邦で最初にセカンドオピニオンを大学病院で保険診療にて行いました。そして西洋医学の限界に気がつき、漢方も真剣に学ぼうと決めたのです。これまで上梓した漢方の書籍は40冊近くになります。そして辿り着いた結論は、いろいろな方法で人を治すのが医師の本分だということです。

そんな人を治すためのクリニックをやりたくて、大学を定年前に退職し、新見正則医院を開院して今日に至ります。昔から「上医は国を治し、中医は人を治し、下医は病を治す」と言われます。やっとこの年になって人を治すことが視野に入ってきました。残念ながら、国を治すことは僕にはできそうもありません。

娘がどんな将来を描くかは娘が決めることです。できれば国を治すような人になってもらいたいとの思いもあります。僕ができなかったことだからです。しかし、娘は僕の分身ではありません。そんなことは娘が子供の頃から、自分自身に言い聞かせて育ててきました。将来が見えない現在です。変化が速すぎて、親や先生や先輩が語ることの信頼性が低下しています。誰にも将来が予測できない世の中です。そんな世の中を生き抜くには、変化に対応できる能力が必要と思っています。変化に対応するには、レアな存在であることが大切な要素と僕は思っています。

レアであればどこでも、どんなことが起こっても、どんな環境でも生き抜けると思っているからです。レアになる方法は好きなことをとことん極めることですが、残念ながらひとつの技量でレアになれる人は稀です。僕が取った作戦は、レアのかけ算で超レアになることです。それが外科医×免疫学者×漢方医という結論です。これ以外にも趣味でトライアスロンをやり、経営や法律、コーチング、中国語の勉強などもしてきました。

娘はひとつの道で超レアになるかもしれません。また僕のようにレアのかけ算で超レアになるかもしれません。そんな超レアな存在に将来なってもらいたいのです。しかし、本書でも書いているように、将来を見据えて物事を進めても、予定された未来しか訪れません。いろいろなことに挑戦して、将来それらの点が繋がることで、まったく新しい未来が現れるのです。

娘も今回の大学決定の過程で、幼いときからの行動が繋がることを体験しました。いろいろなことに興味をもって一生懸命に励むと、将来それらが自然と繋がるのです。それをAppleの創業者スティーブ・ジョブズは「Connecting the Dots」と呼んでいます。娘は18歳でそんなひとつ目のConnecting the Dotsを経験し、そしてこれからも次々と実感していくのだと思います。

楽しい子育てでした。本当にJust Funでした。たくさんの思い出を残してくれた娘に感謝で一杯です。いつまでも娘の応援団長でいたいと思っています。

次のステップは家内とふたりで、娘に負担をかけずに老後を生き抜くことです。まだまだ僕の挑戦の旅は続きます。「本当に僕たちの娘に産まれてきてくれてありがとう、そして18年間ありがとう」と今日、僕たちの家から大学に向かっていった娘の後ろ姿を見て思いました。

書籍とするにあたり、新興医学出版社の林峰子社長と編集部の田代幸子さんに大変お世話になりました。深謝申し上げます。

2022年8月吉日　　新見正則

JCOPY 88002-897

[著者紹介]

新見《にいみ》　正則《まさのり》　Masanori NIIMI, MD, DPhil, FACS　外科医でサイエンティストで漢方医。趣味はトライアスロン

1985 年　慶應義塾大学医学部卒業
1993 年～英国オックスフォード大学医学部博士課程留学
　　　　移植免疫学で Doctor of Philosophy (DPhil) 取得
1998 年～帝京大学に勤務
2002 年　帝京大学医学部博士課程指導教授（外科学，移植免疫学，東洋医学）
2013 年　イグノーベル医学賞
2020 年　新見正則医院 開設

専　門
消化器外科，血管外科，移植免疫学，日本東洋医学会指導医・専門医，労働衛生コンサルタント，日本スポーツ協会公認スポーツドクター，セカンドオピニオンのパイオニアとしてテレビ出演多数．漢方医学は松田邦夫先生（東大 S29 年卒）に学ぶ．

趣　味　トライアスロン，中国語，愛犬ビションフリーゼ

© 2023　　第 1 版発行　2023 年 7 月 20 日

しあわせの見つけ方
予測不能な時代を生きる愛しき娘に贈る書簡32通

（定価はカバーに表示してあります）

検印省略

著者　新見正則
発行者　林　峰子
発行所　株式会社 新興医学出版社
〒113-0033　東京都文京区本郷 6 丁目 26 番 8 号
電話　03 (3816) 2853　FAX　03 (3816) 2895

印刷　株式会社　藤美社　　ISBN978-4-88002-897-2　　郵便振替　00120-8-191625